秦伯未医学丛书

秦伯未 ◎ 著

秦伯未膏方案

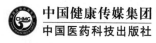

中国健康传媒集团
中国医药科技出版社

内 容 提 要

　　秦伯未为近代中医大家，临床善用膏方。本书整理收录了秦伯未先生对膏方的著述及临床医案。全书分为上、下两篇，上篇通论部分包括膏方之意义、膏方之效力、膏方之组织、膏方之用量、膏方之时期、膏方之煎熬、膏方之服食、膏方之禁忌、膏方之经验等理论内容；下篇医案部分为秦伯未临证使用膏方治疗的医案。全书内容丰富，资料珍贵，临床实用性强，适合广大中医工作者阅读参考。

图书在版编目（CIP）数据

秦伯未膏方案 / 秦伯未著 . — 北京：中国医药科技出版社，2021.11
（秦伯未医学丛书）
ISBN 978-7-5214-2698-4

Ⅰ . ①秦… 　Ⅱ . ①秦… 　Ⅲ . ①膏剂—方书—中国 　Ⅳ . ① R289.6

中国版本图书馆 CIP 数据核字（2021）第 185114 号

美术编辑　陈君杞
版式设计　也　在

出版　**中国健康传媒集团** | 中国医药科技出版社
地址　北京市海淀区文慧园北路甲 22 号
邮编　100082
电话　发行：010-62227427　邮购：010-62236938
网址　www.cmstp.com
规格　710 × 1000mm $\frac{1}{16}$
印张　10
字数　103 千字
版次　2021 年 11 月第 1 版
印次　2021 年 11 月第 1 次印刷
印刷　三河市万龙印装有限公司
经销　全国各地新华书店
书号　ISBN 978-7-5214-2698-4
定价　**29.00 元**

获取新书信息、投稿、为图书纠错，请扫码联系我们。

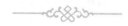

一

一九七〇年元月二十七日晚上八时，在北京东直门医院内科病房，一位头发苍白、骨瘦如柴、面色憔悴、生命垂危的老人，低微而深沉地说："人总是要死的，死也不怕，但未能把我对中医学习的得失经验全部留给后人，这是我终生的遗憾，希望你们……"老人的话音渐渐地消失，两目圆睁，心脏停止了跳动，含着无限的遗憾与世长辞。他，就是一代名医秦伯未，近代中医学史上的一颗璀璨的明星。

秦老曾任原卫生部中医顾问、北京中医学院（现北京中医药大学）院务委员会常务委员、中华医学会副会长、国家科委中药组组员、药典编辑委员会委员、农工民主党中央委员等职务，先后担任全国第二、三、四届政协委员。

秦老一生致力于中医事业，对中医学有精湛的造诣，为继承与发展中医学含辛茹苦，为培养和造就中医人才呕心沥血。他学识渊博，经验丰富，尤其擅长写作，在中医学近代史上留下了许多宝贵的著述，从早年集清代二十余名家之《清代名医医案精华》问世，到晚年医理精深的《谦斋医学讲稿》出版，共著书立说达六十余部，计千万字之巨。这些作品，既有继承前人余绪，又有发明古义，昭示后人；既有别出心裁之理论，又有实践依据之心得。在许多报纸杂志上还发表了大量的医文、史话、诗词、歌赋，甚至连《健康报》副刊上的《医林》《诊余闲话》等专栏名称，都出于他的建议。

二

秦老名之济，字伯未，号谦斋。生于一九〇一年农历六月初六日辰时，上海市上海县陈行镇（又名陈家行）人。

秦老因生于农历六月，正值江南仲夏，荷花盛开，故他一生酷爱荷花。曾著有许多吟荷颂荷的诗画作品，常以荷花的"出污泥而不染，一身洁净"自勉。他常告诫我们："做人要有人格，看病要有医德，贫莫贫于无才，贱莫贱于无志，缺此不可为良医。"他在《五十言怀》中写道："双梓婆娑认故乡，盈怀冰炭数回肠；已无亲养输财尽，尚有人来乞要忙。远世渐顽疑木石，齐民乏术课蚕桑；休论魏晋纷纭劫，空茸先庐锁夕阳。"一九八一年元月第九次再版的《中医入门》，即以淡雅的荷花为封面，意示对秦老的深切怀念。

一九六九年，秦老以风烛之年，抱病之身，孤独一人度过了在人世间的最后一个生日，在鼓楼大街首都照相馆留下了最后一张照片，所幸被保存下来。在照片的背面写着：一九六九年七月廿九日即农历己酉六月既望摄于鼓楼，谦斋时年六十有九。

三

秦老祖父笛桥，名乃歌，号又词，工诗辞古文，谦擅六法，以余事攻医，活人甚众，声誉颇隆。著有《读内经图》《玉瓶花馆丛稿》《俞曲园医学笔记》等。《清代名医医案精华》中的第十四家，即记其医案三十一篇。秦老父亲锡祺和伯父锡田，均精儒通医。秦老出此门庭，耳濡目染，影响所及，髫龄即读医书，《医学三字经》《药性赋》《脉诀》等启蒙书早已诵熟。并自幼酷爱文学，凡经史子集无所不览。及长就读于上海第三中学。一九一九年进入名医丁甘仁创办的上海中医专门学校深造，他勤奋学习，刻苦自励，每夜攻读，黄卷青灯，不敢稍懈，夜以继日，寒暑不辍，当时已蜚声校内，一九二三年以第二届第一名毕业。有道是"书山有路勤为径，学海无涯苦作舟"，自此奠定了他老人家一生从事中医事业的基础。他在中医领域内博览群书，考诸家之得失，排众说之纷纭，而尤致力于《内经》《难经》《伤寒论》《金匮要略》等经典著作，常以此四本书比为四子书（《论语》《孟子》《大学》《中庸》），他说："读书人不可不读四子书，中医不可不学《内》《难》、仲景之说，要学有渊源，根深蒂固，才不致成为头痛医头、脚痛医脚的医生。"他还说："不但要熟读、背熟，还要边读边记，勤于积累，积累的形式则宜灵活，要善于比较、鉴别、分类、归纳。"如上海中医书局一九二八年出版的《读内经记》及一九二九年出版的《内经类证》，即是秦老在多年大量的读书笔记基础上编著而成的。

秦老至晚年，仍时以深厚的感情回忆当年丁老先生的教诲，他常说："初学于丁师门下，丁老首先要求背诵《古文观止》中的二百二十篇文章，每天背一篇，天天如此，尤其是诸葛亮的《出师表》、陶渊明的《桃花源记》、苏轼的《前赤壁赋》与《后赤壁赋》等更是要求背得滚瓜烂熟，一气呵成，当时觉得乏味，却不料古文程度与日俱增，从此博览群书亦觉易也。"所以秦老也希望我们多学文史知识，努力提高文学修养，才能信步漫游于浩如烟海的书林之中。他曾说："专一地研讨医学可以掘出运河，而整个文学修养的提高，则有助于酿成江海。"

名师门下出高徒，与秦老同学者有程门雪、章次公、黄文东等，都成为中医学近代史上的耆宿。中华人民共和国成立前，人称秦伯未、程门雪、章次公为上海医界三杰。程老精《伤寒》之学，又推崇叶桂；章老善于本草，自有独到见解；秦老精于《内经》，有"秦内经"之美誉。

秦老又被誉为诗、词、书、画、金、石、医、药八绝。他早年即加入柳亚子创立的南社，有"南社提名最少年"句，三十岁时，有《秦伯未诗词集》，四十岁时增订补辑为《谦斋诗词集》七卷，凡三百四十又四首。此时大都为览物生感、寄情托意之作，如"人来佳处花为壁，风满东湖绿上亭""千丝新雨碧，一水夕阳深"等句，其长诗功力也深。秦老其书法赵之谦，比较工整，蝇头小楷浑匀流丽，非常可爱，行草不多，隶书推崇杨藐翁，原上海城隍庙大殿上的一副对联即他早年墨迹，笔力精神，跃然可见。绘画也颇见功力，善画梅、兰、竹、菊、荷，20世纪50年代，曾以周总理喜爱的梅、兰、海棠为题，画扇面相赠，不但得到周总理的称赞，而且周总理还以题词回赠，可惜这些珍品也在"文革"中被毁。其对金石铁笔也十分喜爱，20世纪30年代著有《谦斋自刻印》一卷，因是家藏版，流传不多。

秦老出师后，即悬壶诊病，同时在中医专门学校执教，一九二四年任江苏中医联合会编辑，后又创办新中医社，主编《中医世界》，一九二八年与杭州王一仁、苏州王慎轩等创办上海中国医学院于上海闸北老靶子路，初期自任教务，倾心治学，勤于著述，工作常无暇日，读书必至更深。教授方法是基础课先上大课，课后作业，亲自批改讲评，对语文基础差的另请语文教师补课。三年后，转入随师临诊，每晚集中讲授白天所诊病例，或提问学生，或组织讨论，并布置医案作业，批改后相互传阅，最后汇编成册，名曰《秦氏同门集》，与各地交流。其心血之倾注，非同一般，曾有句云："拼将热血勤浇灌，期卜他年一片红。"二十年间，培养学生不下五六千之众。一九三〇年秦氏同学会出版的《国医讲义》（包括《生理学》《药物学》《诊断学》《内科学》《妇科学》《幼科学》等六种）和上海中医书局出版的《实用中医学》（包括生理学、病理学、诊断学、药物学、处方学、治疗学、内科学、妇科学、外科学、幼科学、五官科学、花柳科学等十二个学科），就是在反复修改的教案及讲稿的基础上产生的。

一九三〇年于上海创办中医指导社，先后参加者不下千余人，来自全国各地，间有少数华侨。每月出版一期刊物，交流学术论著和临床经验，以及医学问题之解答，实为中医函授之先河，对推广中医起了相当大的作用。

一九三八年创办中医疗养院于上海连云路，又于沪西设立分院，任院长。病床百数十张，设有内、外、骨伤、妇、幼各科。并出版《中医疗养专刊》，深得医者及病家信仰。

秦老常以《礼记·学记》中的"学然后知不足，教然后知困"这句话来概括学与教之间的关系。他说许多不解之题是在同学提问的启发下，才得到解决的。直到晚年，他始终坚持在教学第一线，一九六一年以六十岁高龄而亲临讲台，还给我们这一级学生讲了《内科学》中的部分章节，说理透彻，循循善诱，足见其对中医教育事业的赤诚。

四

一九二九年，国民政府的第一次中央卫生委员会议，竟然通过了余云岫等的《废止旧医以扫除医事卫生之障碍案》的决议，提出"旧医一日不除……新医事业一日不能向上"的反动口号，并制定了废除中医的六条措施，强迫中医接受"训练"，禁止宣传中医并不准开办中医学校等，妄图一举消灭中医。消息传开，群情激愤，首先张赞臣以《医界春秋》名义向当时正在南京召开的国民党第三次全国代表大会发出驳斥取缔中医决议的通电，而后全国各地中医组织起来，公推代表在上海商议对策，于三月十七日在上海召开全国医药代表大会，秦老任大会秘书。会后组成了中医"请愿团"，直抵南京强烈要求国民政府取消该项议案。在全国中医界的抗议和人民大众的支持下，国民党当局不得不宣布取消原议案，这次捍卫中医学的斗争取得了伟大的胜利。这就是"三·一七"中医节的由来。在这次斗争中，秦老始终站在最前列，为保存、继承我中华民族的中医学贡献力量。一九六四年三月十六日晚，秦老在北京中医学院附属医院做学术报告时，还兴致勃勃地提到了三十五年前"三·七"斗争的情况。一九七八年九月八日，由季方同志主持的为秦老平反昭雪大会的悼词中说："在黑暗的旧社会，中医受到歧视和摧残，他坚贞不屈，对当时反动势力进行了有力的斗争。"即是指这件事而言的。

中华人民共和国成立后秦老即参加革命工作，先在上海第十一医院任中医内科主任。一九五四年冬，当时的卫生部部长助理郭子化受卫生部委托亲自南下，多次到秦老家中，聘请他到原卫生部任中医顾问。他虽不愿远离他乡，但为了中医事业，于一九五五年毅然离沪北上。最初住在北京德内大街74号卫生部宿舍，后来北京中医学院在东直门海运仓落址，秦老为了教学与临床之便，又迁居当时条件极其简陋的中医学院职工宿舍。

五

秦老常用"活到老，学到老，学不了"的苦学精神严格要求自己。他常说："学识不进则退耳。"20世纪50年代，他已是原卫生部中医顾问时，虽然公务繁忙，仍是每天学习、工作到深夜。他嗜烟，著文构思时往往连吸不释，常在每盒烟吸完后，随手把烟盒展平，记下自己的心得体会，许多文章、书籍的最初定稿，就是在烟盒上蕴育的。他曾诙谐地说："烟盒比卡片好，既省钱，又不引人注目，开会中、休息时、汽车上，都可顺手拈来，应手写上。"他的名著《谦斋医学讲稿》就是以数百张烟盒的底稿集成的。可惜这些别具一格的医稿，均已付之一炬。

秦老热爱中医事业，把毕生精力与心血献给了中医学，他常说："如果对自己从事的事业不热爱、不相信、不献身，那是不行的，只有把自己和事业融为一体，方能有所成就。"即便是节假日休息或娱乐时，他也常与医学、看病联系起来，并且经常以生活常识来启发我们的思路。记得一九六三年盛夏，一天晚餐后，全家正在喝茶乘凉时，走进来一位少妇，手里挥舞着檀香扇，顿时香气扑鼻，我们坐在秦老身旁悄然道："一嗅到这股香气，就有些恶心。"秦老笑道："这就叫因人而异，对你们来说檀香扇还不如家乡的大蒲扇。中医看病就要因人、因证、因时、因地制宜，不应执死方治活人，更不该人云亦云，要认真思考。比如近几年治疗冠心病，大家都喜用活血化瘀药与香窜药，药理上有效，但切不可忽略患者的个体特性。"第二天秦老即带我们到三〇一医院会诊。患者女性，宋某，三十余岁，患冠心病。翻阅病例，前医处方不外丹参、川芎、赤芍、荜茇、檀香等药，但患者一服即呕，五日前，邀秦老会诊，秦老详问病情，得知患者闻到中药之香气即有欲呕感，故仅在原方中去檀香一味，第二天医院打电话告诉秦老，患者服药后再未呕吐，待我们去时患者病情已显著好转，精神大振。秦老若有所思地说："看病要吸取别人的经验教训，不要轻易否定别人的成绩。此例患者前医的治疗原则是对的，我们应吸取人家的长处，但对于个体特性也应注意，这叫知其常应其变嘛！不要做庸医闭目切脉，不闻不问，故弄玄虚，要实事求是，望、闻、问、切四诊不可偏废，问诊尤其重要。"

　　秦老强调中医学要继承和发扬并举，他说无继承亦就无发展，比如空中楼阁、海市蜃楼，终成幻影而已。中医不是玄学，不是高谈空理的，而是实用科学，学中医要从应用出发，不要咬文嚼字钻牛角。

　　他提倡中西医团结合作，取长补短，并肩前进。强调中医传统的科学的辨证论治方法，切忌废医存药。有这样一个例子，某中央领导，因患呃逆不止，前医投以大剂量木瓜等药，意在抑制膈肌痉挛，不仅无效，且见反酸，秦老会诊时分析道："呃逆可能是西医所说的膈肌痉挛所致。但中医治疗时，除研究专病、专方、专药外，更要辨证论治，此例患者高龄、病久、舌红少苔、脉细弱，属气阴两虚，当大补气阴。详问病因，乃怒后引起，气之逆也，当用理气降气药，然气药众多，从何选也？察呃逆频作，其声低微，应属肾不纳气，当选用补肾纳气之品。"故仅以西洋参、海南沉二味，一剂平，二剂愈。周总理在看望此患者时，闻之大喜，称赞说："中医真了不起！"秦老说："古代《济生方》中四磨饮子即是此意。中医看病首先是辨证确切，然后要继承古训而又不泥于古人，学医一定要多思考，孟子曰：'尽信书，则不如无书。'只有这样才能得心应手，效如桴鼓。"

　　秦老生前曾先后到苏联、蒙古等国会诊和进行学术交流，所见患者大都是些疑难症及危重病，如白血病、血友病、重症肌无力等，经他治疗后大都收到了预期的效果。他说："对于一些所谓绝症，不要怕，要看。看好当然不容易，但以最大努力，求其可生之机，平稳时使之增强体力，波动时加以控制，因而减少痛苦，延长生命，是可能的。能够看几个，对临床大有好处。不要好高骛远，急于求成，要积少成多，逐渐积累经验。我相信人类终会战胜这些绝证，中医是会找到出路的。"

六

一九六五年在中央领导同志的直接关怀下，秦老在协和医院全面体检达一个月之久，结论是"身体健康"。正当他将以充沛的精力书写总结自己一生的经验时，"文化大革命"开始了。环境的剧变，精神的折磨，生活的困苦，以致一九六七年突患大叶性肺炎，高热咯血，独居幽室，既不得安静修养，又不得精心治疗，虽幸免毕命于当时，却已暗生恶疾。就在这生命之火即将熄灭之时，老人家仍念念不忘中医事业。

秦老对传统医药文化修养的博大精深，对中医事业的一片赤诚，对后学晚辈的扶掖，在中医界是人所共知的。弹指间秦老已过百年诞辰，抚今思昔，更加令人怀念。现遵秦老生前遗愿，我们将代表他学术思想的几部名著、早年的医案医话、诗词墨宝，以及晚年家书等，陆续编辑出版献给同道，以寄托我们的哀思。

吴大真　王凤岐

2019 年 7 月

一代中医膏方宗师秦伯未

——代编者的话

秦伯未先生是现代中医药学的奠基人之一。

秦氏一门的远祖可以追溯到宋朝诗人秦观，秦氏宗族后来在无锡繁衍生息，枝繁叶茂。当代锡山秦氏更是声名远播四海，宗社兴旺。几百年来，秦氏一门人才辈出。秦伯未先生就是出生于这样一个有深厚中华文化根基的望族。他的祖父、父亲都是名重一时的儒医，中国文化的熏陶为秦伯未先生最终成为中医大家打下了坚实的根基。而且，秦老在接受了中国传统的儒业培养之后，又非常幸运地踏上了新学的教育之路：1919年就读于丁甘仁创办的上海中医专门学校，成为中国首所新型中医学校的学生。

秦伯未先生的学养根基太深厚了，中国文化的造诣太高了。时人就有对先生这样的评价："秦氏凡经史子集、诸家医典、诗词歌赋、琴棋书画，无不涉猎。"所以秦伯未先生在青年的时候已经名动海上。诸多事迹大家可自行查找，这里就不再赘述了。

秦伯未先生一生精研《内经》，有"秦内经"的美誉。膏方的研究可以说是秦老研究宝库里的一鳞半爪。关于这个方面的研究，秦老一直在搜集资料、临床记录、总结经验，但由于各种历史原因，膏方在秦老仙逝之前始终没能发扬光大。而今天，我们作为秦氏医学的继承人，赶上了好时代。当前大家都在注重养生保健，大兴"膏方热"。其实秦老早在 20 世纪 20 年代就倡议使用膏方治病和保健，秦老是当之无愧的近代膏方的一代宗师。此时，我们想起了秦老生前预见，更感老人家的远见卓识是何等的珍贵。秦老在近 100 年前，就在上海创立了医养结合的养生保健院。据此我们把秦老 20 世纪 20 年代的几部膏方著作和他遗留给我们的膏方手抄医案合为本书。其中，膏方著作主要为《膏方大全》和《谦斋膏方案》。《膏方大全》是以 1930 年上海中医书局铅印本为底本。《谦斋膏方案》是 1938 年的医案手抄本，1977 年 6 月经由原中国中医研究院耿鉴庭先生阅视认定，现存于上海中医药大学图书馆。

通过这本书，我们想告诉大家：中医膏方不是简单地拿人参、黄芪、蜂蜜一熬就行了的东西。中医膏方学，是中医药学里的一门学问，而且是在当代可以发扬光大的实用学科。它有系统的理论基础，有精密的临床实践，有需要花工夫、心思的制作工艺。

为保持书籍原貌，凡涉及国家禁用的中药，原则上不改，读者在临床运用时，应使用相关的代用品。希望有志于研究中医膏方学的同仁多研究秦伯未先生的著作，让我们一起来熬制这一方香膏。

吴大真　王凤岐

2019 年 7 月

目 录

上篇　通论

下篇 医案

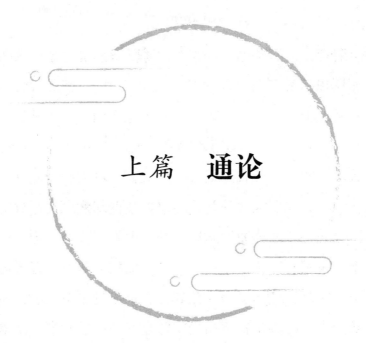

上篇　通论

膏方之意义

何谓膏？正韵泽也。膏方者，博雅润泽也。盖煎熬药汁或脂液而所以营养五脏六腑之枯燥虚弱者也，故俗亦称膏滋药。方书所载琼玉膏、宁志膏等，不外滋补之用，可明其义。在实验方面，发散不用膏，攻下不用膏，通利不用膏，涌吐不用膏。以此数者，非润泽所宜。则膏之为义，尤可大明，此其一。进言之，膏方并非单纯之补剂，乃包含救偏却病之义。故膏方之选药，须视各个之体质而施以平补、温补、清补、涩补；亦须视各个之病根，而施以生津、益气、固精、养血。万不可认膏方为唯一补品，贸然进服，此其二。余习见中下之家，羡于膏方之效力，又嫌其价格之昂贵，辄自服黄芪、党参，次焉者辄常饵黑枣、核桃，未能获益，抑且增患其弊。盖不知膏方之意义，而只惑膏方为补剂。是故凡进膏方者，必须乞示于医家，尤必乞示于素所钦佩而富有经验之医家，庶乎，可。

膏方之效力

《内经》有言："形不足者温之以气①，精不足者补之以味②。"盖一切衰弱怯损之病，全赖补益之品收其全效。然而人参、阿胶等辈，同属补品，何以有服之功效不著，而必欲乞灵于膏方？则以人参、阿胶等辈，其滋补之点，仅限局部。如人参补气，阿胶补血，不若膏方之集合多种药物，面面俱顾，一齐着力。故天下唯混合物最合于身体营养。国人徒以银耳、燕窝为补，西人又只知鸡蛋、牛乳为补，皆不能达补之绝顶者也。余尝治吐血重症及遗精重症数十人，病积数年，医易数人，且调养备至，终不能愈。余为之膏方，煎服数月，宿恙全捐，精神健旺。可以见其效力之伟大，实非他种所能埒矣。然世人恒言信膏方为补剂，并自馁身体为不足，医者亦不察隐情，听信片言，浪投滋补，因而增病者，数见不鲜。余曾历举所见，刊入《谦斋医话》，可以参议。盖补益之品施之于虚损则可，若邪气内蕴，当以除邪为先，譬之瘀积流涸，必去其瘀而流自通。否则，实实之戒，其罪焉逭。就余经验所得，处外感方易，处内感方难，而处补虚方尤难。若膏方则大剂补益，服饵必一二月，设非深思细虑，必使偾事，尤为难之又难，慎之慎之。膏方之

---

①　形不足者温之以气：指因中气虚而产生的形体虚弱，用温药补养。

②　精不足者补之以味：指人体精髓亏虚，当以补之以厚味，即富有营养的动食物品。

性质者，推求滋补之重心所在，以尽其用也，大抵可分为四类：一为温补类，宜于阳虚之证，如用附子、仙茅、黄芪、党参、当归、白术等是。一为清补类，宜于阴虚之证，如用地黄、龟甲、葳蕤、柏子仁、首乌、苁蓉等是。一为涩补类，宜于滑脱之证，如用补骨脂、莲须、枣仁、牡蛎、诃子、萸肉等是。一为平补类，宜于脾胃薄弱或不耐滋补之证，如用白芍、山药、芡实等是。而总挈之为二纲，一补气一补血。补气以四君子汤为主，其他痰多者佐以化痰，气郁者佐以理气，湿盛者佐以祛湿，热炽者佐以涤热，随机应变，而大法终不外于是。

膏方之组织

立方有制。《内经》云：君一臣二，奇之制也；君二臣四，偶之制也。君二臣三，奇之制也；君二臣六，偶之制也。又君一臣二，制之小也；君一臣三佐五，制之中也；君一臣三佐九，制之大也。是为方剂之组织法，膏方亦然。唯膏方服时既久，其制势须扩大。大抵每方平均以三十药为准，外更酌加各项胶属，如阿胶、鹿角胶、龟甲胶等，以便收炼成膏。普通更加纹冰以制其苦味而便适口，其有不善甘味，或不宜甘味者，则酌减之。亦有于收膏时加核桃肉、白莲肉、黑枣肉等者，但求体质相宜。初无定则也，抑有进者。膏方之组织，近于复方，故余之主张，以选方为第一步。方选既决，然后就各方选药；药选既决，尚有不足，则就症补充。如此则药证自能丝丝入扣矣。

膏方之用量

　　药物质量，有轻重之别。质轻者用量宜少，质重者用量宜多，此为处方之原则。膏方之用量无殊，所特殊者，膏方用量恒依普通方剂比例增加，其增加之率常以十倍，但亦有不耐久服者，则五倍六倍酌量施用可也。又膏方多滋腻，须时时顾及脾胃。盖胃为水谷之海，脾为生化之源。五脏六腑实依赖之，使脾胃健全，消化迅速，则五谷化生之精微，皆为百骸无上之补品。不然，脾胃衰弱，纳减运迟，投以膏方，元气不胜药力，徒滞积为患耳。故于用药之时，宜有监制，而用量之间，尤须适当。此唯有经验者知之，而未可与语一般者也。

膏方之时期

　　疾病之进退，每有视时令消长者。劳瘵危于春夏，痰饮笃于秋冬，其浅显易见者也。因是膏方与时令亦不可不研究。夫膏方之施，治在补益。补益之剂，宜静而戒动，宜藏而戒泄。四时之气，春为发陈，夏为蕃秀，主疏泄也；秋为容平，冬为闭藏，主收摄者也。疏泄则阳气发越而人气浮外，收摄则阳气固密而人气伏内。盖人禀天地之气而生，天地之气息息与人相关。古代医家，因目人身为一小宇宙，此虽由研究自然哲学者附会，要亦有至理存焉。故吾人服膏滋药为剂，宜于秋冬而不宜于春夏，取其易于受纳，而得遂其营养之作用也。但怯弱证候，固不限于秋冬有之，则膏滋之方，于春夏时期亦未始不可施用，但终不若秋冬之获效伟大也。

膏方之煎熬

药剂之煎熬合法与否，与功效之巨细大有关系。如羚羊、犀角、石决等均须先煎，因其性不易出也；薄荷、蔻仁、钩藤等均须后入，因其气易消散也。他如人参等贵重之品，更须另煎冲服，免致耗费。其余膏方之煎熬，此等手续亦不可废。然此等手续，药肆伙友焉能知之。而独怪世之服膏方者，恒完全付托于药肆伙友，在彼不失小节者多，而贪利图幸者，要亦不免。于是以为乱真者有之，以次充上者有之，及煎成者，各物混合，谁得而知之，又谁得而辨之？若此之类，尚有滋益之效乎？因其不效，遂疑服者之健康，更疑及医家之技拙。此实煎熬时所不容不注意者也。

膏方之服食

考药之有膏，见上古《内经·痈疽篇》曰：痈发于嗌中，名曰猛疽。其化为脓者，泻则合豕^①膏冷食。豕膏者，以豕油、白蜜煎炼者也，所以便噙在口中，缓缓咽下，为治上焦病之法。所谓病在上者，服药不厌频而少也。今之膏方则治久病及弱证，汤调而顿服，与古法异矣。唯其与古法异，是故对于次数时间诸端，亦应另订章则。通常次数每日以两度为准，用量每次以一匙为准，时间则以空腹为宜，取其易于消化也。若有服膏方后易于泄泻或胀满者，此必肠胃虚而滋阴之药太重，可酌加砂仁以救济之；易于口渴或目赤者，此必阴分虚而补阳之药太重，可以菊花茶冲服以救济之。法外之法，亦不可不知。

膏方之禁忌

膏方之禁忌，可分为二：一为疾病方面，一为饮食方面。所谓疾病方面者，倘偶感外邪，形寒、发热咳嗽，或内停食滞，腹痛、胀满、泄泻等，则宜暂时停止服药调理，恐竣补其邪酿成后患也。饮食方面者，药有克制，必须避免。世俗服膏方后，菜蔬不食，莱菔饮料不用，茶叶其一例也。总之，对于攻伐消克，务宜留意耳。此外，如在大病之后胃纳不旺者，忌食腥膻油腻之品；宿有一切咳嗽、吐血及便血、尿血等症者，忌辛热燥烈之品，余均随时消息。苟能谨谨遵守，获效自倍。盖人之于胃，犹之盆水，投红色则水变红，投蓝色则水变蓝，投黄黑之色则水变黄黑。岂有食辛热沉寒生冷炙煿肥甘诸物，而脏腑

---

① 豕：音"shǐ"，义"猪"。

不呈异状者。又况羸弱之体，正气之抗拒已弱，而食与病绝对之物，更有不发生冲突者乎？

膏方之经验

余治医无所似，而蒙病家以善调理延誉，于是每岁之来乞膏方去者恒数十人。药摭经验所得，聊备采择。第一，须识消长之机。夫人身不外气血，气血不外阴阳，阳盛则阴衰，阴盛则阳衰。故见阳衰之证即须推其何以阳衰，阴衰之证即须推其何以阴衰，施补庶能觳入。第二，须识相互之机。气虚补气，血虚补血，绳墨也。然少火生气，气能摄血。故补气而不补火，补血而不补气，决难尽其能事。第三，须识开阖之机。天地不外开阖，用药不外补泻。补正必兼泻邪，邪去补自得力。设或一味蛮补，终必酿成灾殃。能悟上述三者之妙，临诊处方，自有左右逢源之药。余治刘姓妇女白带，审其纲痰饮，为病又见胀满，人皆认为此病无补法，而以服膏方为戒。然卒因以蠲除痼疾，盖能识其机也。总之，治病之要，在求其本。所谓本者，即发病之主因也。能制其主因，则一切枝节不治自愈。而立膏方，尤须导其衰弱之根源与疾病之枢纽，则功效易著，遗患可免。《淮南子》曰：所以贵扁鹊者，知病之所以生也。王应震曰：见痰休治痰，见血休治血，无汗不发汗，有热莫攻热，喘生休耗气，精遗不涩泄。明得个中趣，方是医中杰。真知本之言也！然而环顾医林，其能悟此旨者，果几辈耶？

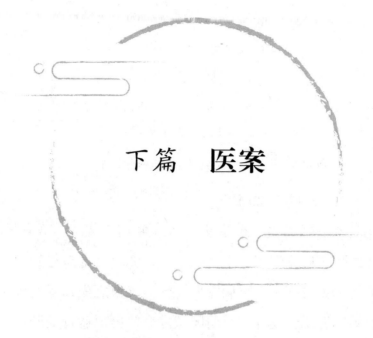

下篇　医案

内　科

病　在　肝

一、阴虚头晕

董太太，12 月 20 日。

寒冬坚阴养血，今岁头晕、脘痛均未复发。盖阴充则能润肝，肝旺自能潜阳，木且疏土，则脾胃之壅滞亦除也。唯新起腰痛，脉弱细小。腰属肾府，脉为气血之先，肾气未实，根本不固，仍虑反复耳。乘前闭藏之令，再拟益肾柔肝、扶脾利胃，方求中正，药取和平，庶合高年调养之品，膏以代煎，仍候明正。

上党参 120g	天生术 45g	熟地黄 120g（砂仁 25g 拌）
土炒当归 45g	云茯苓 90g	杭白芍 45g
淡苁蓉 45g	制首乌 45g	淫羊藿 45g
玳瑁片 45g	甘枸杞 45g	绿豆衣 45g
熟女贞 90g	炒池菊 45g	炒川仲 90g
煅石决 120g	柏子仁 90g	路路通 45g
白蒺藜 90g	白残花 30g	广郁金 45g
麸炒枳壳 45g	橘叶皮（各）45g	桑寄生 90g
龙眼肉 120g	核桃肉 120g	驴皮胶 120g

霞天胶 120g　　　　　冰糖 25g

二、肝血亏偏头痛

孙夫人，12 月 16 日。

头疼偏在两侧，经行涩少即断，脉象细弱。病在肝血亏乏，生气急荡，因而厥阴化风上逆，空窍被蒙，血海中虚，冲任营养不周，虚则补其母，子亦令母实，拟调肝利血为主，参入养血益肾之品，合全力爕理，助春生之基础。

制首乌 60g　　　　　大熟地 120g

吉林人参 30g（另煎，冲入收膏）　　　　　全当归 60g

山萸肉 45g　　　　　大川芎 25g　　　　　潼沙苑 90g

炒白芍 45g　　　　　甘枸杞 45g　　　　　炒枣仁 90g

熟女贞 90g　　　　　柏子仁 90g　　　　　菟丝饼 45g

紫河车 30g（漂净，炙）　　　　　抱茯神 120g

鸡血藤 45g　　　　　益母草 45g　　　　　煅石决 120g

炒续断 90g　　　　　制香附 45g　　　　　白蒺藜 90g

龙眼肉 120g　　　　　白冰糖 25g　　　　　驴皮胶 120g（陈酒炖烊）

三、肝气郁结而心悸

盛太太，12 月 20 日。

《金匮》云：症脉自弦，言肝脏受邪也。新病之后，口苦，耳鸣，目眩，微诸宿疾，抑郁则胸宇痞结，操劳则寒热腰痛，求其兼症，则心悸，头晕，作渴，便难，时起时愈。或血虚而阳升，或气郁火动，或失条达，或主掉眩，或碍于健，或吸真阴，皆肝失平衡所致也。治肝之病，曰辛以散之，酸以补之，甘以缓之。本此立方，经祛错杂之邪；膏滋渴饵，亦待议之。

炒熟地 90g	全当归 45g	
吉林人参 30g（另煎，冲入收膏）		制首乌 45g
杭白芍 45g	软柴胡 120g（醋炒）	甘枸杞 45g
江枳壳 45g	熟女贞 90g	广郁金 45g
炒川仲 90g	炒於术 45g	炒枣仁 90g
抱茯神 120g	柏子仁 90g	新会皮 45g
竹沥夏 45g	淡竹茹 45g	威灵仙 30g
瓜蒌仁 90g	煅牡蛎 120g	绿豆衣 45g
沉香曲 90g	白残花 25g	核桃肉 120g
驴皮胶 120g	白纹冰糖 25g	

四、肝脾两虚

案1　胡太太，12 月 4 日。

肝血虚而阳升，脾阳弱而湿阻，宜健运以化之，阳升宜柔润以潜之。阴阳异体，虚实殊途。头眩目花，耳鸣心悸，寐难肢麻，大便易闭，皆血液枯燥之候；脘痛作胀，气升泛漾，久带不止，腰围如束，气湿凝滞之症。脉来细弱，舌有裂纹。柔肝以息风，阳健以蠲湿浊。尽揆度之能事，冶刚柔于一炉。膏以代药，方候明正。

人参须 30g	制首乌 45g	炒熟地 90g（砂仁 18g 拌）
白归身 45g	玳瑁片 45g	杭白芍 45g
青龙齿 150g	绿豆衣 45g	炒枣仁 90g
野於术 45g	炙远志 45g	云茯神 90g
橘叶皮（各）45g	潼沙苑 90g	白蒺藜 90g

柏子仁 90g　　　　黄郁金 45g　　　　山萸肉 45g

麸炒枳壳 45g　　　海螵蛸 90g　　　　水炙竹茹 45g

焦薏苡仁 90g　　　采云曲 90g　　　　煅牡蛎 120g

嫩桑枝 90g　　　　香橼皮 60g　　　　炒续断 90g

白果肉 120g　　　　驴皮胶 120g　　　　龟甲胶 120g

冰糖 25g

案2 刘老太太，12月14日。

肝旺脾弱之体，肝旺则胁痛，目糊，头痛，脾弱则痰多，腑行不调。母病而累及于子，则心悸难寐；中病而累及于下，则足冷带多。夫肝脾为先后二天，胜负相加，矧值高年，阴阳并怯，脉濡细弱，舌苔薄腻。即拟养血潜阳，调气化湿，季前闭藏之令，以养生长之基。膏滋代药，方候明正。

吉林参须 30g　　　白归身 60g　　　　炒白芍 45g

天生术 60g　　　　夜交藤 45g　　　　云茯苓 120g

条黄芩 45g　　　　怀山药 90g　　　　潼沙苑 90g

法半夏 45g　　　　远志肉 30g（水炙）　橘叶皮（各）45g

甘杞子 45g　　　　白蒺藜 90g　　　　炒池菊 45g

白蔻壳 25g　　　　熟女贞 90g　　　　焦薏苡仁 90g

煅牡蛎 120g　　　　沉香曲 90g　　　　冬瓜子 90g

丝瓜络 45g　　　　甜桑椹 90g　　　　生白果 90g（去壳）

驴皮胶 120g　　　　霞天胶 120g　　　　冰糖 25g

案3 李左，11月20日。

肾虚此肝必旺，肝旺此脾必弱，阴阳消长之机，生养克制之理，势所必然也。故肝血亏而阳升，则头眩，心悸，寐难之症，脾气弱而湿困则胸闷，脘痞，腹胀，溲短，脉象细弱，舌苔薄腻。拟柔肝潜阳，运脾化浊。阴阳异体，虚实殊途，调其逆从，利其衰盛。膏以代药，方候明正。

吉林参须 30g	生熟地（各）90g	原皮洋参 30g
白归身 45g	川石斛 45g	杭白芍 45g
野於术 45g	制首乌 45g	北秫米 90g
白蒺藜 90g	法半夏 45g	绿豆衣 45g
炒枣仁 90g	炒池菊 45g	云茯神 90g
广郁金 45g	九制香附 45g	橘叶白（各）45g
柏子仁 90g	江枳壳（麸炒）45g	延胡索 30g
福泽泻 90g	川楝子 45g	沉香曲 90g
煅牡蛎 120g	苍龙齿 120g	驴皮胶 120g
霞天胶 120g	冰糖 60g	

五、血虚不能养心

案1 叶夫人，12 月 13 日。

头痛晕眩，夜寐不熟，目干足冷，腰膝酸麻，嗳气便闭，经前腰痛，时有带下，脉虚弦数；兼患胃病，饮冷则脘痛；又苦痔疮，便坚则渗血。心营不足，肝血亦亏，志火不能潜藏，肾水失其涵养，乃其主因也；液伤而肠燥，气郁而胃弱，经脉不利，空窍被蒙，乃其余波也。治以滋阴养血、潜阳安神，佐以利胃润肠、舒气活络。膏以代药，方候明正。

炒熟地 90g	炒白芍 45g	甜冬术 45g
炒池菊 45g	桑寄生 90g	制首乌 45g
川牛膝 45g	炒枣仁 90g	抱茯神 90g
炒川仲 90g	青龙齿 120g	潼白蒺藜（各）90g

柏子仁 90g　　　　火麻仁 90g　　　　细生地 45g

京玄参 90g　　　　破麦冬 60g　　　　白归身 60g

地骨皮 45g　　　　炒丹皮 45g　　　　川石斛 60g

肥玉竹 45g　　　　绿豆衣 45g　　　　川黄柏 45g（盐水炒）

川续断 60g　　　　海螵蛸 90g　　　　条芩炭 45g

天花粉 90g　　　　煅石决 120g　　　　真川贝 60g

山萸肉 45g　　　　熟女贞 90g　　　　核桃肉 120g

驴皮胶 120g　　　　霞天胶 120g　　　　冰糖 60g

案2　屈夫人，12月8日。

心肝之阴交亏，五志之火偏旺，形骸既失营虚，神经易受刺激，头晕目糊，耳鸣，心悸寐难，咯出灰痰，发白堕脱，肤燥胸痞，郁怒思虑纷繁。病疾虽多，根据一条也，火旺而暗及肾，阴之亏而不能和阳，则天寒四肢冰冷，入夜升火而赤，亦堕之起火。刻诊脉象濡细带数。为拟柔肝潜肝阳、养心安神、滋肾坚阴、和胃舒气复方之组，先调各脏之逆从。

人参须 30g　　　　炒熟地 120g　　　　西绵芪 90g

制首乌 90g　　　　炒於术 45g　　　　白归身 60g

大白芍 45g（玫瑰花 20g 同炒）　　　　抱茯神 120g

甘枸杞 45g　　　　潼沙苑 90g　　　　炒枣仁 90g

大麦冬 45g　　　　熟女贞 90g　　　　真川贝 60g

煅牡蛎 150g　　　　苍龙齿 150g　　　　绿豆衣 45g

广郁金 45g　　　　炒池菊 45g　　　　柏子仁 90g

北秫米 90g　　　　橘叶白（各）45g　　　　仙半夏 45g

炒牛膝 45g　　　　龙眼肉 180g　　　　核桃肉 180g

驴皮胶 120g　　　　龟甲胶 120g　　　　冰糖 25g

六、阳虚气滞

徐夫人，12月6日。

肝属厥阴而相火于内寄，脾为至阴，阳运于中。火动风阳则头痛、晕眩、耳鸣，阳虚气滞则胸闷、膺痛、口腻兼之。操劳烦神，营卫俱惫，经行后期，辄现形寒、腰痛、心悸等症，脉象濡细，舌苔薄腻。治拟柔肝潜阳助其生长之机、健脾化湿强其砥柱之能。膏以代药，方候明正。

吉林参须 30g	炒熟地 90g	炒於术 45g
制首乌 45g	云茯神 90g	黑料豆 90g
鸡血藤 45g	白归身 45g	甘枸杞 45g
炒白芍 45g	熟女贞 90g	潼白蒺藜（各）90g
紫河车 45g	煅石决 120g	青龙齿 120g
玳瑁片 60g	炒枳壳 45g	省头草 45g
广郁金 45g	砂蔻衣（各）25g	香橼皮 45g
橘叶络（各）30g	炒枣仁 90g	沉香曲 90g
驴皮胶 120g	鳖甲胶 120g	冰糖 25g

七、肝气湿热，胁痛流火

徐先生，男，39岁。

流火为痛，泻下则愈，胁痛为患，降气则瘥，虽每年宿发，由于湿热内盛，气机郁结显然，疲劳之后，小便夹浊，脉濡细滑，舌红苔薄腻，则阴分亦伤，湿浊下注，而相火尤现不安于位之象，欲使三焦通畅，则决渎无堵塞，下元闭藏，则精气自固蛰，祛邪而毋伤正，培元无碍化湿，实为调治不法之门。膏以代煎，拟方候正。

潞党参 60g	生熟地（各）30g	炒白术 45g
怀山药 90g	制首乌 45g	甘枸杞 45g
熟女贞 90g	川黄柏 45g（盐水炒）	炒知母 45g
炒蒺藜 90g	山萸肉 45g	湖丹皮 45g
云茯参 90g	福泽泻 90g	沉香片 15g
橘叶络（各）45g	焦苡仁 120g	粉草薢 45g
净连翘 90g	玄参 45g	川断肉 90g
怀牛膝 60g	炒赤芍 45g	全瓜蒌 120g
江枳壳 45g	炒竹茹 45g	生白果 120g
核桃肉 120g		

　　上味浓煎两次，滤汁去渣，加驴皮胶 120g、龟甲胶 120g，上胶用陈酒烊化，煎熬，再入白纹冰糖 150g，文火收膏，以滴水为度，服法及禁忌同前。

八、肝旺脾弱，痰湿阻络

严太太，女，64 岁。

　　肝旺者阴必亏，脾虚者湿必重，阴亏则厥阳化风，湿重则凝痰聚饮，往年春夏之交，头痛心悸腹胀常见，今岁右臂不用，神机呆滞痰多气急，食减便难即其症也。脉象弦滑舌苔中后白腻，拟平肝熄风，以通三焦升降之机，健脾化痰，以畅经络流行之气，病根殊深，治疗非易，本此立方，以膏代煎，缓缓图治。

人参须 20g（另炖汁，冲入收膏）		炒白术 60g
炒当归 30g	大白芍 45g	制首乌 90g

煅石决 120g	煨天麻 45g	绿豆衣 45g
仙半夏 60g	潼蒺藜 90g	白蒺藜 90g
清炙芪 90g	抱茯神 120g	炙远志 45g
炒枣仁 90g	青龙齿 90g	广橘红 45g
广橘络 45g	柏子仁 60g	火麻仁 90g
炒枳壳 45g	炙苏子 90g	光杏仁 60g
川断肉 90g	桑寄生 90g	福泽泻 90g
干菖蒲 45g	嫩桑枝 90g（酒炒）	龙眼肉 120g
核桃肉 45g		

上药浓煎两次，滤汁去渣，加驴皮胶 120g、霞天胶 120g（上胶陈酒烊化）煎熬再入白纹冰糖 180g 文火收膏，以滴水为度，服法及禁忌同前。

九、肝脾失调，头晕脘痛

董太太，女，58 岁。

春夏乃木火之时，阳升之令，内应乎肝，肝阴内亏，则厥阳化风上扰巅顶，发为头晕，犯胃克脾，中流乏其砥柱则兼见脘痛纳呆，治至秋冬金水用事，肝木受制，而诸症自平，凡阴伤则液耗，液耗则燥生，大肠不润，腑行困难，昔人有增液承气之治，此病情之一贯可寻者也，治宜滋肝以助其繁荣，则虚阳自潜，增液以润其流通，则中气亦壮。膏滋代煎拟方候正。

上党参 120g	炒於术 60g	炒熟地 120g（砂仁 24g 拌）
土炒当归 45g	炒白芍 45g	制首乌 45g
云茯苓 90g	白蒺藜 90g	玳瑁片 45g
煅石决 120g	绿豆衣 45g	甘枸杞 45g
嫩钩藤 90g	炒池菊 45g	炒山药 45g

| 女贞子 90g | 柏子仁 90g | 煅牡蛎 120g |
| 江枳壳 45g（麸炒） | 黄郁金 45g | 核桃肉 120g |

上药浓煎两次，滤汁去渣，加驴皮胶 120g、霞天胶 120g（上胶陈酒烊化）煎熬再入白纹冰糖 180g 文火收膏，以滴水为度，服法及禁忌同前。

十、肝虚脾湿，目涩纳减

唐太太，女，64 岁。

目为肝之窍，模糊涩痛，羞明流泪，乃肝阴虚而精不上注也，纳食欠旺，劳则腰酸，脉象濡细则脾阳肾阴亦两见亏损，失其健运作强之能矣，水不涵木，木不疏土，实为诸症真谛，润之柔之扶之，亦为治此不二法门，乘此冬令为制膏方。

上党参 90g	白归身 45g	大白芍 45g
炒熟地 90g（砂仁拌 24g）		甘首乌 90g
蛤蚧肉 90g	玳瑁片 45g	黑料豆 90g
野於术 45g	云茯参 90g	炙鸡金 60g
山萸肉 45g	怀山药 90g	潼沙苑 90g
甘枸杞 60g	炒池菊 45g	谷精珠 45g
女贞子 90g	怀牛膝 90g（盐水炒）	甜桑椹 90g
炒杜仲 90g	炒川断 90g	煅牡蛎 150g
白蒺藜 90g	黑芝麻 90g	核桃肉 120g

上药浓煎两次，滤汁去渣，加驴皮胶 120g、龟甲胶 120g（上胶陈酒烊化）煎熬再入白纹冰糖 500g 文火收膏，以滴水为度，服法及禁忌同前。

十一、肝肾内亏，头痛腰酸

陈太太，女，66 岁。

肾为作强之官，肝为罢极之本，不耐烦劳，劳则头痛作胀，睡寐艰难，腰背酸楚，纳食减少者，肝肾内亏，失其抵御之能矣。邪之所凑，其气必虚，故更易于感冒也。滋阴以益肾之水，养血以补肝之本，真元能充，诸恙自绝，乘兹冬令为制膏方。

上党参 90g	西绵芪 90g	野於术 45g
制首乌 45g	黑料豆 90g	炒池菊 45g
白蒺藜 90g	炒枣仁 90g	炙远志 30g
辰茯神 120g	青龙齿 120g	甜杏仁 90g
黑芝麻 90g	白归身 45g	大白芍 45g
炒熟地 90g（砂仁 24g 拌）		潼沙苑 90g
蛤蚧肉 90g	煅石决 120g	菟丝饼 45g
甘枸杞 60g	女贞子 90g	桑椹子 90g
怀牛膝 90g	新会皮 45g（盐水炒）	
江枳壳 45g（麸炒）	合欢花 45g	核桃肉 120g

制法：上药浓煎两次，滤汁去渣，加驴皮胶 120g、龟甲胶 120g（上胶陈酒烊化）煎熬再入白纹冰糖 500g 文火收膏，以滴水为度，服法及禁忌同前。

十二、瘕聚（木郁不达，滞积成形）

梁右，右脐旁瘕聚已久，发则攻筑，为痛为胀，偏右头疼，略一辛劳，辄绵绵带下。良以木郁不条达，厥阴之气滞积成形，下为瘕聚，上为乳疬。木旺而阳气上升，是为头痛；冲气不和，则奇脉不固，以致脂液渗泄。木郁宜舒，而肝为刚脏，其体宜柔，从养血之中，参疏肝调气法。

大熟地 150g	奎党参 120g	清阿胶 120g(熔化，冲入)
龟甲胶 90g（熔化，冲入）		大生地 180g
炒杞子 90g	青皮蜜（水炒）45g	白蒺藜（炒，去刺）90g
全当归（酒炒）45g	黑豆衣 90g	小茴香（炒）24g
制香附（研）30g	杭白芍（酒炒）60g	制首乌（切）150g
麸炒枳壳 30g	柏子仁（去油）90g	川芎 30g
川楝子（切）30g	茯神 90g	山栀（姜汁炒）60g
龙眼肉 120g	淮小麦 120g	酸枣仁（炒研）60g
大南枣 150g		

上药共煎浓汁，加白蜜 90g，冲入收膏。每晨服一调羹，开水冲服。

十三、厥证（肝阳上冒，猝然而厥）

蒋右，形体苍瘦，阴虚多火之质。春升之令，忽然发厥，当时神情迷愦，顷之乃醒。前诊脉弦微滑，良以相火风木司年，又当仲春升泄之时，阴虚之人，不耐升发，遂致肝脏之阳气一时上冒，故猝然而厥也。调理之计，唯益其阴气，使之涵养肝木，参鳞介之属，以潜伏阳气。

炙熟地 90g	西党参 120g	小黑豆 90g
煅龙骨 90g	炒牛膝 60g	炙生地 90g
煅牡蛎 90g	生鳖甲 180g	煅决明 120g
泽泻 45g	龟甲心（刮白，炙）240g	
白归身（炒）60g	杭白芍（酒炒）45g	粉丹皮 45g
女贞子（酒炒）90g	炒於术 45g	

上药如法共煎浓汁，滤出渣，入水再煎，去枯渣，独取浓汁，炭火收膏，藏磁器内。每晨服一匙，开水冲服。

十四、失眠（木少滋濡，厥阳上升）

蒋左，心主灵明，胆主决断。灵明所至，虽虚幻之境，可以意构；唯有胆木决断乎其间，一举一动方能合节。今诊脉象细弦，关部坚硬，人迎浮露，舌苔薄白，良以营分不足，木少滋濡，厥阳上升，甲木漂拔，失其决断之职，神情为之妄乱，目不交睫。刻下难臻平定，而腹撑头晕，还是木旺见端。拟平肝宁神，交通水火。

大生地 120g	制洋参 60g	玄武板 90g
川楝子 60g	白归身 60g	煅龙齿 60g
制香附 120g	制半夏 90g	缩砂仁 24g
白蒺藜 60g	上党参 90g	新会皮 30g
小青皮 30g	厚杜仲 90g	炒牛膝 60g
川断肉 90g	沉香曲 90g	远志肉 15g
石菖蒲 12g	朱茯苓 60g	杭白芍 45g
野於术 36g	枳实 30g（二味同炒）	辰砂拌麦冬 45g
菊花 30g		

上药如法共煎浓汁，连煎三次后去渣，将药汁徐收，再用真阿胶 90g 熔化，冲下收膏。每日清晨冲服 9g。

病 在 脾

一、脾弱金衰，中脘易痞

唐太太，12 月 3 日。

水所以涵木，水亏者木必旺，土所以生金，土弱金衰。腰疼时发而棱骨痛，甚则目眩，饮食颇健而中脘易痞，时有咳嗽。脉象濡细而右手弦滑，舌苔根腻，其盛衰消长之机可以见矣。拟滋肾以柔肝，扶脾以益肺。五行之说，可广而不可广，何尔？于此证之。

人参须 30g	炒熟地 90g	西绵芪 90g
白归身 45g	北沙参 45g	炒白芍 45g
破麦冬 45g	潼白蒺藜（各）90g	原金斛 90g
炒池菊 45g	炒於术 45g	煅石决 120g
云茯苓 90g	黑料豆 90g	甜杏仁 90g
麸炒枳壳 45g	川浙贝（各）60g	香橼皮 45g
熟女贞 90g	甘枸杞 45g	炒川仲 90g
水炙竹茹 45g	橘叶白（各）45g	生熟薏苡仁（各）90g
龙眼肉 180g	核桃肉 180g	驴皮胶 120g
龟甲胶 120g	冰糖 25g	

二、脾虚湿聚成饮

田奶奶，12 月 15 日。

肾虚水泛，脾虚湿聚，痰饮凝结。年深不化，上碍肺金肃降之路，下启冲气奔逆之机，咳嗽，哮喘，形寒肢冷，小溲不禁，脉象细弦，甚于秋冬之令，此由于阳气日衰也，和以温药而平此；譬之春风解冻也。补益脾肾，则内外之饮俱益蠲，平调气机，则留滞之邪尽化。为制膏方，即请明正。

熟附片 45g　　　　　清炙芪 90g

别直参 30g（另煎，冲入收膏）　　　　炒桂枝 120g

炒白术 90g　　　　炒熟地 90g（砂仁 25g 拌）

云茯苓 150g　　　炙苏子 90g　　　蛤蚧尾 1 对（酒洗）

旋覆花 45g　　　炒半夏 60g　　　炙款冬 45g

淡干姜 25g　　　炙远志 45g　　　海浮石 90g

北五味 12g（与远志二味同打）　　　冬瓜子 90g

新会皮 30g　　　代赭石 45g　　　鹅管石 90g（煅）

福泽泻 90g　　　清炙草 90g　　　煨益智 45g

光杏仁 90g　　　驴皮胶 120g　　　冰糖 25g

龟鹿二仙胶 60g　　　生白果 30 枚（去壳打）

三、高年脾虚

冯老太太，12 月 4 日。

头眩耳鸣，心悸寐艰，口干舌麻，腰膝不利，肩背酸麻，脉细滑数。高年津血日衰，形骸不得营养，厥阳化风上扰，空窍失其清虚，为拟育阴和阳，培养脏真；息风舒络，平其标恙；长倚茹素，药避荤腥。语云：草木无情却有情，未始不能调其逆从也。膏以代药，方候明正。

吉林参须 30g　　　炒熟地 90g　　　西绵芪 90g

炒白芍 45g	白归身 45g	制首乌 45g
潼沙苑 60g	川石斛 45g	青龙齿 150g
灵磁石 120g	抱茯神 120g	酸枣仁 90g
煅石决 120g	桑寄生 90g	竹沥夏 45g
炒川仲 90g	怀牛膝 45g	西秦艽 60g
池菊炭 45g	嫩钩藤 90g	粉丹皮 45g
炒於术 45g	黑料豆 90g	橘红络（各）30g
龙眼肉 120g	核桃肉 120g	饴糖 330g
冰糖 300g		

四、素体湿热，脾胃受制

案1 严兄，12月28日。

暑字，从日从者，者即古之"渚"字，盖为天热地湿，郁蒸之气也。禀体湿热素重，脾胃受制，故入夏食欲呆减，精神疲惫，迩来午后口干，亦属中宫浊邪，阻遏津液上乘所致。季前闭藏之令为谋调养之方，健中以清其源，芳化以平其标，药避滋腻，切求和缓。膏以代药，方候明正。

吉林参须 30g	炒生地 90g	
西洋参 30g（另煎，后入收膏）		原金斛 90g
云生术 90g	肥玉竹 45g	怀山药 90g
炒蒌皮 90g	赤白苓（各）90g	香佩兰 45g
江枳壳 45g	新会白 45g	炒竹茹 45g
白蔻仁 25g	炒薏苡仁 120g	净连翘 90g
京赤芍 45g	福泽泻 90g	梗通草 25g
采云曲 90g	炒条芩 45g	京玄参 45g
香谷芽 90g	煨红枣 120g	驴皮胶 120g

霞天胶 120g　　　　　冰糖 25g

案2　张君，12月26日。

寒冬调养，以苦温淡渗为主。今岁足肿未发，黏涎亦少，良由禀体多湿，性最黏滞，唯温能化，唯苦能燥，唯淡渗能通利也。但长夏曾患阴癣，平时胸闷背酸，小溲频短，则脾阳未振，浊邪易聚。再拟健运中宫，以培其本；渗利净府，以浚其流，意在却病，不求峻补。

潞党参 120g	土炒当归 45g	清炙芪 120g
炒白术 90g	怀山药 90g	云茯苓 120g
新会皮 45g	白蒺藜 90g	仙半夏 45g
炒枳壳 45g	白蔻仁 25g	藿香梗 45g
炒泽泻 90g	炒续断 90g	陈木瓜 45g
冬瓜子、皮（各）90g	大腹皮 90g	怀牛膝 90g
广郁金 45g	桑寄生 90g	炒黄柏 45g
白鲜皮 45g	大芡实 120g	大红枣 120g
驴皮胶 120g	霞天胶 120g	冰糖 25g

五、伤寒后调理脾胃

贾君，12月18日。

伤寒最易亡阳，并能亡阴。故回阳救逆之外，并出存阴之方。今操劳神疲，入晚即欲眠，睡寐多梦幻，目视模糊，脉来濡缓。得于伤寒之后，阴阳二气俱衰。夫所喜胃纳已旺，后天生气能振，即拟培养气血。气多煦之，血多濡之，脏腑得灌溉，精神焕发也。

上党参 90g　　　西绵芪 90g　　　大熟地 90g（砂仁 10g 拌）

制首乌 45g　　　炒白术 45g　　　白归身 45g

清炙草 120g　　炒白芍 45g　　　云茯神 90g

肥玉竹 45g　　　潼沙苑 90g　　　冬青子 90g

甘枸杞 45g　　　炒枣仁 90g　　　大麦冬 45g（去心）

山萸肉 45g　　　柏子仁 90g　　　怀牛膝 45g

甜桑椹 90g　　　炒川仲 90g　　　龙眼肉 120g

白莲肉 120g　　驴皮胶 120g　　　龟甲胶 120g

冰糖 25g

六、脾肾两虚

案 1　杨先生，12 月 24 日。

水肿已消，肌肉不实。脾虚则健运不及，肾亏则气化无权。余后主乎，端宜强补。

别直参 45g　　　熟附块 120g　　　龟鹿二仙胶 120g

安桂心 90g（精细末，收膏时和入）　　天生术 90g

清炙芪 90g　　　炒熟地 120g（砂仁 25g，拌）

煨益智 45g　　　补骨脂 45g　　　全当归 45g

巴戟肉 45g　　　怀山药 90g　　　炒川仲 90g

山萸肉 45g　　　福泽泻 90g　　　带皮苓 120g

淡姜皮 15g　　　粉草药 45g　　　新会皮 45g

大腹皮 90g　　　大红枣 120g　　　白纹冰糖 25g

案 2　张老太太，12 月 2 日。

邪之所凑，其气必虚。血枯无以营养，风湿乘隙入络。两手风气，肌肤甲错，足跟疼痛，不得任地，头眩目涩流泪，背痛胸胁掣疼，晨起多痰，脉濡细弱。拟益气活血以助荣卫之流行，祛风涤痰经络之痹闭。膏滋代药，试观后效。

潞党参 120g	全当归 60g	大黄芪 120g
大川芎 25g	大熟地 120g	天生术 90g
杭白芍 45g	带皮苓 90g	制首乌 45g
川桂枝 15g	黑料豆 90g	海风藤 45g
川牛膝 45g	络石藤 45g	陈木瓜 45g
桑寄生 90g	杭菊花 45g	西秦艽 60g
威灵仙 45g	五加皮 45g	晚蚕沙 90g
透骨草 45g	福泽泻 90g	伸筋草 45g
天仙藤 45g	丝瓜络 45g	仙半夏 60g
新会皮 45g	驴皮胶 120g	白冰糖 25g

案3　张太太，12月3日。

形不足者温之以气，精不足者补之以味。体瘦发堕，下肢酸痛，脉濡细弱。端宜培养气血，充实脏真。

上党参 90g	清炙芪 90g	霞天胶 120g
生熟地各 90g（砂仁 15g 拌）		山萸肉 45g
炒於术 45g	白归身 45g	抱茯神 90g
炒白芍 45g	清炙草 15g	制首乌 60g
甘枸杞 60g	肥玉竹 60g	熟女贞 90g
潼沙苑 90g	怀牛膝 60g	甜桑椹 90g
原金斛 90g	怀山药 90g	大麦冬 60g
柏子仁 90g	菟丝子 45g	紫河车 60g（漂浮，炙）
陈木瓜 45g	龙眼肉 180g	丝瓜络 45g
炒续断 90g	驴皮胶 120g	冰糖 25g

案4 王先生，12月30日。

肾为作强之官，脾为统血之脏，肾阴亏乏，脾气衰弱，浮火不敛，营血妄行，今岁肠红再发，均延匝月余，兼见腰痛齿痛，脉象细小。得之劳顿形伤，忧思神郁，证属内伤，虑其人损，汤仿归脾，佐以滋肾。膏滋代药，拟方候正。

炒党参 90g	生地炭 90g	清炙芪 90g
山萸肉 45g	天生术 60g	炒当归 45g
云茯苓 90g	炒白芍 45g	怀山药 90g
怀牛膝 45g	建莲肉 120g	炒川仲 90g
地榆炭 45g	炒川断 90g	槐花炭 45g
熟女贞 90g	侧柏炭 45g	甜桑椹 90g
杜赤豆 120g	炒薏苡仁 90g	青蓝陈皮 25g
煅牡蛎 120g	清炙草 15g	煨红枣 120g
龟甲胶 120g	冰糖 25g	

七、中阳衰，湿浊聚

胡先生，12月30日。

素云"脾为生痰之源，肺为贮痰之器"，所以然者，此中阳衰，则湿浊易聚；宗气不足，则肃化无权也。咳嗽痰多，已经数载，昼日轻稀，夜间较繁，天热则减，寒冷则增。阴阳消长之机，昭此万揭。腰为肾府，肾本阴阳之根，二气不和，失其作强之用，则劳力腰痛亦随之起也。脉滑苔薄。治宜益肾健脾，壮其二天；肃肺和胃，除其标恙。药避滋腻，功求和缓。

炒党参 90g	清炙芪 90g	北沙参 45g（玄参炒）
炒白术 90g	炙款冬 45g	怀山药 90g

大麦冬 45g（去心）	法半夏 45g	海浮石 90g
新会皮 45g	苏子霜 90g（包）	冬瓜子 90g
光杏仁 90g	海蛤壳 120g	浙贝母 90g
福泽泻 90g	山萸肉 45g	白蔻衣 25g
炒川仲 90g	炒薏苡仁 90g	炒川断 90g
云茯苓 90g	桑寄生 90g	江枳壳 45g
驴皮胶 120g	枇杷叶膏 120g	冰糖 25g

八、脾虚湿盛，肢体偏枯

单先生，男，62 岁。

《内经》云："营虚则不仁，卫虚则不用，营卫俱虚则不仁且不用，是半身不遂之症，均因气血不至所致也，故治之者，宜从阴引阳，从阳引阴，从左引右，从右引左，使气血灌注周流不息，绝非丹溪左属血虚，右属气弱，漫用四君子汤能尽其事也。贵恙左半偏枯，时有头胀目糊，审属营血之亏，然胸闷咳嗽痰多则中气虚而脾湿弥盛，腰疼肢冷，溲频则下元衰而肾气亦弱，脉来弦滑，左手濡细，当予养血化湿、潜阳涤痰。

炒党参 90g	西绵芪 90g	野於术 45g
炒熟地 120g（砂仁 24g 炒）		山萸肉 45g
白归身 45g	大白芍 45g（桂枝 9g 同炒）	
熟附片 20g	云茯苓 90g	炙远志 45g
玳瑁片 45g	明天麻 45g	大川芎 24g
炙僵蚕 90g	潼沙苑 90g	桑寄生 90g
炒续断 90g	仙半夏 45g	真川贝 60g
橘白络（各）45g	煅牡蛎 150g	嫩钩藤 90g
福泽泻 90g	炒枳壳 45g	冬瓜子 90g

核桃肉 120g

制作：上药浓煎两次，滤汁去渣，加驴皮胶 120g（上味陈酒烊化）煎熬，再入白纹冰糖 500g 文火收膏，以滴水为度，服法及禁忌同前。

九、脾虚湿困，痰浊肢痛

汤先生，男，56 岁。

湿为黏滞之邪，其着于人，有中焦之脾阳化之，下焦之命火以蒸之，譬诸阳光朗照则阴霾潜蠲。今逢湿令辄感肢节酸痛精神不快，天阴亦然，平常四肢苦冷，晨起咯吐痰浊，脉缓，舌苔白腻，皆湿邪之凝沍为病，而阳气之不能鼓舞蒸化尤属显著。昔人治湿之标，曰化曰燥曰渗利，治湿之本曰温曰健曰调气。本此立方，力避滋腻，膏以代煎，缓缓调理。

潞党参 90g	川桂枝 9g	炒白术 90g
怀山药 90g	带皮苓 120g	川朴花 24g
砂蔻衣（各）24g	炒泽泻 90g	炒当归 45g
补骨脂 45g	煨益智 45g	新会皮 45g
清炙芪 90g	清炙草 12g	炒枳壳 45g
焦薏苡仁 90g	仙半夏 45g	炙远志 30g
陈木瓜 45g	大腹皮 90g	桑寄生 90g
佛手片 45g	丝瓜络 45g	冬瓜子皮（各）90g
煨红枣 120g		

制作：上药浓煎两次，去渣，加霞天胶、龟鹿二仙胶 60g（上胶陈酒烊化）煎熬，白纹冰糖 160g 文火收膏，服法，禁忌同前。

十、脾虚积湿，口涎肢肿

张先生，男，34岁。

脾虚易于积湿，湿浊不化，下注为肿，每逢雾令阴雨频发口多黏涎，舌苔厚腻，脉象濡滑。夫湿为阴邪，性最黏腻（滞），唯温能化，唯苦能燥，唯淡渗能通利，而默运乎中者，端赖脾阳之能鼓舞，譬诸阴霾得日光而自消也，兹拟健脾扶阳以治其本，苦温淡渗以调其标，功在却病，不求峻补，膏滋代煎，方候明正。

潞党参 90g	炒白术 90g	怀山药 90g
清炙芪 90g	云茯苓 90g	川桂枝 9g
炒当归 45g	新会皮 45g	白蔻仁 24g
藿香梗 45g	光杏仁 90g	仙半夏 60g
大芡实 90g	焦苡仁 90g	淡干姜 12g
陈木瓜 45g	炒泽泻 90g	炒枳壳 45g
怀牛膝 45g	大腹子 45g	霞天曲 90g
丝瓜络 45g	冬瓜子皮（各）90g	大红枣 90g

制作：上药浓煎去渣，加龟甲胶 120g（陈酒烊化）煎熬再入冰糖 300g，文火收膏，滴水为度，服法禁忌同上。

十一、脾虚胃实脘痛

傅小姐，女，17岁。

腰为肾府而带脉绕之，带脉属脾，脾弱不运，湿浊流注，失其引挈之力则为酸痛。《金匮》治肾着症均用太阴之药其一例也。脾胃相为表里，脾虚则胃蕴滞，中宫不畅，则为脘痞作痛，纳谷艰化,《内经》所谓行其津液者也,体本阴虚,阴虚者阳必伤,故滋阴又当扶阳,以脾胃双调肝胃同出,以膏代煎,缓缓调治。

潞党参 90g	清炙芪 90g	炒熟地 120g(砂仁 24g 拌)
山萸肉 45g	怀山药 45g	云茯苓 90g
全当归 90g	炒白术 60g	煅石决 120g
白蒺藜 90g	甘枸杞 45g	潼沙苑 90g
仙半夏 60g	酒炒白芍 60g	炙鸡内金 80g
广陈皮 45g	炒泽泻 60g	炒枳壳 45g
黄郁金 45g	炒竹茹 45g	桑寄生 90g
炒杜仲 90g	炒川断 90g	核桃肉 120g

制作:上药浓煎两次,去渣,加驴皮胶 120g、龟甲胶 190g(上胶陈酒烊化)煎熬,再入冰糖 240g 文火收膏,滴水为度,服法禁忌同前。

十二、脾湿胃热,脘腹痞胀食少

黄先生,男,38岁。

中焦本为水谷之海,消化之总枢,脾湿胃热交阻,则气机不利磨运迟钝,遂使当脘易痞,食减形寒神疲,腰疼头晕寐艰,鼻腔觉燥口不喜饮,更兼宿有内伤痔疮,舌红苔黄脉象弦滑。治本之道,贵调脾胃而和荣卫,治标之法,宜消湿热而畅气络。昔人有言,邪去则正自复,不必拘于补益,亦不急于滋养。

上党参 90g	西绵芪 90g	川桂枝 12g
老薤白 45g(酒炒)	瓜蒌仁 90g(打)	黄郁金 60g
白蒺藜 90g	江枳壳 45g	炒竹茹 45g

新会皮 45g	白残花 24g	沉香曲 90g
炒熟地 90g（砂仁 24g 炒）		炒白术 45g
云茯苓 90g	炒泽泻 90g	炒杜仲 90g
炒川断 90g	桑寄生 90g	炒池菊 45g
煅石决 120g	核桃肉 120g	黑芝麻 90g
功劳叶 45g	夜交藤 45g	香谷芽 45g

制作：上药浓煎两次，去渣加入驴胶 120g、霞天胶 120g（上胶陈酒烊化）煎熬，再入冰糖 500g 文火收膏，以滴水为度，服法禁忌同前。

十三、脾胃合病，脘痞疼痛

胡先生，男，45 岁。

脾主运化，胃司受纳，一脉相连，互为表里，脾阳宜升，胃浊当降，同处中宫，职各有别，脘痞痛疼时发，先以辛滑通阴，继进辛苦消补，再投以培中益气，颇为熨帖，乃因胃火和脾也困顿故也。《内经》之述疼痛曰"备化之经其病痞"，曰"阳明之复甚则心痛痞满"，曰"中满者，泻之于内"，皆从中焦立论信然。兹拟集合各疗法各方之力，膏滋代煎，祛病在是，调养亦在是，即候明正。

人参须 30g（另煎汁，冲入收膏）		潞党参 90g
炒白术 90g	仙半夏 60g	土炒当归 60g
老薤白 45g（酒炒）	清炙草 12g	云茯苓 90g
白蒺藜 90g	沉香曲 90g	广陈皮 45g
洗干姜 12g	白蔻仁 24g（杵）	炒泽泻 90g
枳实 45g	香橼皮 45g	

制作：上药煎两次，去渣，加驴皮胶 180g（陈酒烊化）煎熬，再入冰糖 180g 文火收膏，以滴水为度，服法禁忌同前。

十四、脾胃湿热

黄先生，男，44 岁。

平日时有痰浊，清晨较多，腰肾酸楚，口干溲黄，腹行间日，脉濡滑数苔黄腻，病似在肺肾阴虚，根实种于脾胃湿热，中宫浊气熏蒸，上焦失其清肃，津液不布熬炼成痰，标本所关，不可不穷源竟委也，即拟培养之方，多入清化之品，膏滋代煎，方候明正。

上党参 120g	野於术 45g	云茯苓 90g
怀山药 90g	川石斛 90g	北沙参 90g（元米炒）
破麦冬 60g	竹沥半夏 45g	光杏仁 90g
炒川贝 60g	冬瓜子 90g	川百合 60g
炒泽泻 90g	女贞子 90g	生熟地（各）90g
山萸肉 45g	甜桑椹 90g	炒杜仲 90g
川断肉 90g	新会皮 45g（盐水炒）	生苡仁 90g
净连翘 90g	海蛤壳 120g	黑芝麻 90g
白莲肉 120g	核桃肉 120g	

制作：上药浓煎两次，滤汁去渣，加驴皮胶 120g（陈酒烊化）煎熬，再入枇杷叶膏 180g、冰糖 500g 文火收膏，服法禁忌同上。

十五、脾胃积湿

董老太太，女，72 岁。

头晕脘痛两年未发，恶食甘味、舌苔白腻者，胃中积湿未尽也。逢节腰酸便结、脉细者，肾中真阴亦虚也。高年二气均衰，经络不利，但求滋养，枝节不生，已尽医药之长矣。乘兹冬令，续订膏方，方候明正。

人参须 30g（另煎汁，冲入收膏）		上党参 90g
野於术 45g	云茯苓 90g	白蒺藜 90g
黑料豆 90g	省头草 45g	江枳壳 45g
炒竹茹 45g（上二药同炒）		黄郁金 60g
香橼皮 45g	炒泽泻 90g	桑寄生 90g
黑芝麻 90g	柏子仁 90g	
炒熟地 90g（砂仁 24g 同炒）		淡苁蓉 45g
山萸肉 45g	白当归 45g	杭白芍 45g
玫瑰花 20 朵（上二味同炒）		干首乌 90g
火麻仁 90g	炒杜仲 90g	川断肉 90g
甘枸杞 60g	女贞子 90g	核桃肉 120g

制作：上味浓煎两次，滤汁去渣，加驴皮胶 120g、龟甲胶 120g（上胶陈酒烊化）煎熬，再入桑椹膏 180g、冰糖 300g，文火收膏，滴水为度，服法禁忌同前。

十六、脾胃不健，形瘦乏力

唐宝宝，男，14 岁。

脾主肌肉，为胃行其津液，而属生化之源。滞下为病，肠胃先伤，痢后而黄形瘦，体力不充，脉象濡缓，舌苔融净，责之脾不健强，失其运输精微、荣养四周之职。《内经》称气归形，形归气，又称气主煦之，血主濡之。治当培养中焦，脾后天能强，庶形气自然，膏以代煎，亦候明正。

潞党参 120g	炒熟地 50g	清炙芪 45g
太子参 90g	炒白术 60g	怀山药 60g
人麦冬 45g	炒玉竹 45g	焦苡仁 90g
桑椹肉 90g	白归身 45g	炒白芍 45g
云茯苓 90g	清炙草 15g	制首乌 45g
新会白 30g	甘枸杞 45g	白蔻衣 24g
金石斛 45g	大芡实 120g	建莲肉 120g
炒枣仁 120g	炒泽泻 90g	炒竹茹 45g
香谷芽 120g		

制作：上味浓煎两次，滤汁去渣，加真阿胶 120g、霞天胶 120g（上胶陈酒烊化）煎熬再入冰糖 180g，文火收膏，滴水为度，服法禁忌同前。

十七、脾湿肾亏遗泄

沈大兄，男，42 岁。

平日多痰，属于湿浊内蕴，纳食易滞，属于消运迟钝。夫脾恶寒湿而主运化，其症不同，其本则一也。精关不固，近旬来辄有遗泄，天气稍阴四肢即不温暖，皆由肾中水火之亏，其症不同，其本亦一也。治宜益肾以固先天，扶脾以益中宫，乘此冬令闭藏，为拟膏方调养。

上党参 90g	清炙芪 90g	野於术 45g
云茯苓 90g	川桂枝 90g	大白芍 45g（上二味同炒）
宋半夏 45g	炙远志 24g	新会白 45g
冬瓜子 90g	炙鸡内金 60g	白蔻仁 24g
炒泽泻 90g	炒熟地 90g（砂仁 24g 同炒）	

山萸肉 45g	甘枸杞 60g	制黄精 90g
女贞子 90g	炒杜仲 90g	煅牡蛎 150g
怀牛膝 90g	甜桑椹 90g	锁阳片 45g
大芡实 90g	白莲须 24g	大红枣 120g
核桃肉 120g		

制作：上药浓煎两次，滤汁去渣，加驴皮胶 120g、霞天胶 120g（上二味陈酒烊化）煎熬，再入金樱子膏 120g、白纹冰糖 500g 文火收膏，以滴水为度，服法及禁忌同前。

十八、脾肾不足，脱肛尿频

葛先生，男，57 岁。

肾先天水火之窟，《内经》称其作强之官，《难经》譬诸守邪之神。今腰酸肢冷，肩背觉重，精神恍惚，频有尿意，畏寒怕风，脉象细弱，真阴真阳并见衰惫矣。火不生土，则中气虚而劳顿脱肛，水不涵木，则肝阳升而多梦头疼。滋肾柔肝，益气调脾，乘兹冬令，为制膏方，即候明正。

上党参 90g	清炙芪 90g	野於术 45g
怀山药 60g	云茯苓 90g	炒枣仁 90g
远志肉 30g（水炙）	川桂枝 9g	大白芍 45g（上二味同炒）
桑寄生 90g	黑芝麻 90g	川断肉 90g
炒熟地 60g（砂仁 24g 同炒）		山萸肉 45g
甘枸杞 60g	女贞子 90g	夜交藤 45g
炙狗脊 60g	炒杜仲 90g	补骨脂 45g
北五味 9g	新会皮 45g	丝瓜络 45g
大芡实 90g	龙眼肉 120g	核桃肉 120g

制作：上药浓煎两次，滤汁去渣，加驴皮胶 120g、龟甲胶

120g（上胶陈酒烊化）煎熬，再入白纹冰糖 500g 文火收膏，以滴水为度，服法及禁忌同前。

十九、脾胃两虚，怯冷腰酸

吴太太，女，65 岁。

《内经》云"阳者卫外而为固，阴者藏精而起亟"，阳指正气，阴指营血，营卫流行不失常度，气血滑利，濡养脏腑，则身轻体健。今岁形寒，感内头胀，乃外失其守护之职。脘痞纳减，腰酸脉弱，乃内乏其运行之权。夫荣出于中焦，卫出于下焦，治中以脾胃为主，治下以肝肾为要，合先后两天以并调，膏滋代煎，方候明正。

上党参 90g	清炙芪 90g	炒归身 45g
炒熟地 90g	大白芍 45g	川桂枝 12g（上二味同炒）
甘枸杞 45g	炒白术 45g	云茯苓 90g
白蒺藜 90g	炒杭菊 45g	冬桑叶 45g
川杜仲 90g	补骨脂 45g	女贞子 90g
新会皮 45g	白蔻仁 24g（杵）	焦苡仁 90g
江枳壳（麸炒）45g	制香附 45g	香谷芽 90g
霞天曲 90g	鹿角霜 45g	川断肉 90g
核桃肉 120g		

制作：上味浓煎两次，滤汁去渣，加驴皮胶 120g、龟甲胶 120g（上二味陈酒烊化）煎熬，再入白纹冰糖 800g 文火收膏，以滴水为度，服法禁忌同前。

二十、脾肾两亏，便溏腰痛

黄先生，男，44岁。

平居易于腑行薄溏者，脾弱而传化失职也；劳后辄觉腰痛头眩者，肾亏而厥阳上升也。夫肾为先天，脾为后天，先天为真元之根，后天为生化之本，真阳虚则作强无力，生化薄则营养缺少，脉象滑数，舌苔薄白。治宜伏养下焦，敦厚中宫，膏以代煎，方候明正。

上党参 120g	野於术 60g	怀山药 90g
大芡实 90g	云茯苓 90g	炙黑草 15g
煨肉果 45g	炒扁豆 90g	炒泽泻 90g
新会皮 45g	麸炒枳壳 45g	大红枣 120g
炒熟地 90g（砂仁 24g 同拌）		山萸肉 45g
甘枸杞 60g	女贞子 90g	桑椹子 90g
炒杜仲 90g	炒川断 90g	黑料豆 90g
左牡蛎 120g	炒池菊 45g	玳瑁片 45g

制作：上味浓煎两次，滤汁去渣，加驴皮胶 120g、霞天胶 120g（上二味陈酒烊化）煎熬，再入白纹冰糖 500g 文火收膏，以滴水为度，服法禁忌同前。

二十一、脾肾阳虚，水湿困顿

绿洲兄，男，48岁。

命火衰微，不能生土，脾阳萎顿，不能化湿，为水肿之主因。迭进湿运，继服温补，大邪缓解，正气亦复，此王冰所谓"益火之源，以消阴翳"，譬之阳光普照，阴霾自散也。刻诊脉缓、舌净。饮啖颇健，体力渐充，乘兹冬令闭藏，再予甘温之属，膏以代煎，即候明正。

别直参 30g（另炖汁，冲入收膏）		黄芪 90g（水炙）
熟附片 45g	野於术 90g	云茯苓 120g
水炙甘草 15g	怀山药 90g	炒当归 45g
甘枸杞 45g	炒熟地 90g（砂仁 24g 拌）	
大芡实 120g	煨益智 30g	补骨脂 45g
川厚朴 24g	白蔻仁 24g（杵）	炒枳壳 45g
怀牛膝 60g	陈木瓜 45g	炒泽泻 90g
广陈皮 45g	焦苡仁 120g	大红枣 120g

制作：上味浓煎两次，滤汁去渣，加龟鹿二仙胶 90g、驴皮胶 120g（上胶陈酒烊化）煎熬，再入白纹冰糖 500g，文火收膏，以滴水为度，服法禁忌同前。

二十二、脾肾久亏，阴精耗损

王先生，男，59 岁。

肾为水火之窟，脾属至阴之性，水亏于下，则为溲夹精丝，腰骨酸痛，阴虚于中则为腹内苦冷，衣薄益甚。凡此皆衰老之象也。肾脏之精，全赖后天之生化，脾胃之健半属命门之火温养，盈亏互扶，消长相关，为尽揆度，推求根源，治当滋阴而兼扶阳，培土而兼益气，膏滋代煎，痊愈可待。

炒熟地 90g（砂仁 24g 拌）		山萸肉 45g
怀山药 90g	潞党参 90g	炮姜炭 12g
清炙芪 90g	炒白术 90g	云茯苓 120g
清炙草 24g	土炒当归 45g	甘枸杞 45g

菟丝子 60g　　　　补骨脂 45g　　　　炒杜仲 90g

川断肉 90g　　　　煅龙骨 120g　　　桑螵蛸 45g

锁阳片 45g　　　　新会皮 45g　　　　大红枣 120g

核桃肉 120g

制作：上味浓煎两次，滤汁去渣，加驴皮胶 120g、线鱼胶 60g、龟甲胶 120g（上胶陈酒烊化）煎熬，再入白纹冰糖 150g，文火收膏，以滴水为度，服法禁忌同前。

二十三、脾肾气损，尿急足痹

陈先生，男，40 岁。

咸寒则泛恶频作，入冬则右足麻痹，此脾阳中虚也。小腹进急，舌淡苔薄，脉象迟缓，则肾气亦内损也。《内经》云"阳气者，精则养神，柔则养筋"，盖人身之阳若天与日，天运当以日光明，阳失其所，则外邪乘虚而入，气机易郁，荣卫流行均失常度，而况肾为真元之窟，脾为后天之本，治当温养之属，壮其少火，辛走之品，畅其经隧，膏滋代煎，方候明正。

上党参 90g　　　　清炙芪 90g　　　　炒白术 90g

云茯苓 120g　　　川桂枝 15g　　　　清炙草 15g

新会皮 45g　　　　仙半夏 60g　　　　砂蔻仁（各）24g（杵）

炒枳壳 45g　　　　姜汁炒竹茹 45g　　炒熟地 90g

山萸肉 45g　　　　甘枸杞 45g　　　　炒当归 45g

炒白芍 45g（酒炒）　怀牛膝 45g　　　　虎胫骨 90g（炙）

炒川仲 90g　　　　五加皮 90g　　　　川断肉 90g

陈木瓜 45g　　　　晚蚕沙 90g（包）　丝瓜络 45g

络石藤 45g　　　　核桃肉 120g

制作：上味浓煎两次，滤汁去渣，加龟甲胶 120g、鹿角胶 90g（上胶陈酒烊化）煎熬，再入白纹冰糖 240g，文火收膏，以滴水为度，服法禁忌同前。

二十四、素秉湿盛，郁于中宫

姚君，12 月 7 日。

经云：清阳发腠理，浊阴走五脏。清阳实四肢，浊阴归六腑。盖清阳宜升，浊阴宜降。阴阳反作，疴疾起矣。素秉湿盛，郁于中宫，既阻胃气之坤顺，复遏脾阳之健。痰湿极多，胸脘易痞，头脑作胀，腑行常难，脉象濡滑，舌苔薄白。为拟涤痰调气之方，祛邪即是扶正。

吉林参须 30g	炒熟地 90g	清炙芪 90g
淡苁蓉 45g	炒於术 45g	熟女贞 90g
云茯苓 120g	仙半夏 45g	枳实炭 45g
川浙贝（各）90g	柏子仁 90g	川朴花 25g
瓜蒌仁 90g	陈皮 45g	北沙参 45g
炒薏苡仁 90g	省头草 45g	炙款冬 45g
白蔻仁 25g	光杏仁 90g	炙远志 45g
海蛤壳 120g	广郁金 60g	白芥子 45g（炒）
大荸荠 20 个		

加龟甲胶 120g、枇杷叶膏 240g、冰糖 240g 收膏。

二十五、痰饮

案 1 张右，高年气血两亏，营卫之气，不得宣通，遍身脉络抽掣，四肢不遂。腹为至阴，脏阴亏损，则脏络不和。运动之机，不能灵转，腹中常常拘急。下虚不摄，冲阳逆升，痰饮泛逆，气喘痰多，有时并发。营气不行，虚风自动。气可以补，血可以养，脉络可以宣，痰饮可以化。无如古稀之年，气血有亏无长，唯有循理按法，尽力之。

大生地（姜汁炒）240g　　炙元武板（刮白）240g

大玄参 240g　　　　　　粉丹皮 30g　　　　　大天冬 90g

炒杞子 90g　　　　　　生杜仲 90g　　　　　奎潞党 60g

薄橘红 30g　　　　　　虎胫骨 60g（酥炙、研细、和入）

生蒺藜（去刺）60g　　杭白芍（酒炒）45g　　炒萸肉 45g

酒炒怀牛膝 90g　　　　炒络石藤 60g　　　　制西洋参 60g

煅磁石 90g　　　　　　酒炒丝瓜络 45g　　　酒炒全当归 45g

白茯苓 90g　　　　　　咸秋石 18g　　　　　炒宣木瓜 45g

海蛤粉（包煎）120g　　川贝母（去心）60g　　煨天麻 45g

制半夏 45g

上药宽水煎三次，沥去渣，再煎极浓。用陈阿胶 90g、桑枝膏 150g 熔化冲入收膏。每晨服 18~21g，开水冲服。

案2　吴右，产育频多，木失涵养，风木上干胃土，中州不舒，胃纳因而日少，甚则涎沫上涌，有似湿从上泛之象。非湿也，正与《厥阴篇》中"肝病吐涎沫"之文相合。时辄不寐，所谓胃不和则卧不安也。然阳明之气不衰，风木虽从上干，胃气自能抵御，何至土为木乘乎？阳明以通为用，则通补阳明、平肝和胃为开手第一层要义。宜先用通补煎剂以治肝胃，俟胸宽、纳谷渐增，再以膏剂养肝之体，庶为得体。

人参须（另煎，冲入）90g　　　　　　　制首乌 90g

厚杜仲 60g	阿胶珠 45g	枳实 30g
制半夏 45g	白归身（酒炒）90g	川断肉 60g
炙黑草 15g	广陈皮 75g	炒杞子 60g
木瓜皮（炒）60g	左牡蛎 180g	煅龙齿 90g
生於术 45g	酒炒杭白芍 60g	白茯苓 120g
白蒺藜（去刺，炒）90g	炒枣仁（炒）90g	奎党参 60g

上药宽水煎三次，滤去渣，加白纹冰糖 90g 收膏。每晨服一调羹，开水冲服。

二十六、痞满（厥阳有余，上冲胃土）

案 1 沈右，肾水不足，厥阳有余，上冲胃土，则胃气不降，中脘痞满。历投苦辛通降及镇逆诸法，渐得舒畅。夫六腑以通为用，似不宜更进阴柔。然胃之不降，木犯之也，木之所以上犯，刚太过也，涵木者水也。肾为起病之源，胃乃传病之所，所以胃既通降，即进柔养，其少寐、易汗等症，次第而退也。服食调摄，宜踵此扩充。

大生地（姜汁炒）150g	制首乌 150g	炙熟地 90g
白蒺藜（盐水炒）30g	生於术 45g（用木香四钱煎汤）	
煅龙骨 90g	潼沙苑（盐水炒）30g	柏子仁（去油）60g
缩砂仁 18g（另研调入）		川贝母 45g
光杏仁（打）90g	酒炒归身 60g	木瓜皮（炒）30g
夜交藤 90g	橘皮 30g	酒炒白芍 45g
干枇杷叶（去毛，包）90g		甘杞子 90g
煅牡蛎 120g	炒山药 90g	茯神 60g
干苁蓉 45g	姜半夏 45g	生、熟草（各）9g
炒枣仁（研）60g	厚杜仲 90g	炒枳壳 24g

泽泻 45g

上药煎三次，去渣再煎极浓。用阿胶 90g、龟胶 60g、鹿角胶 24g 熔化冲入，加白冰糖收膏。清晨服 18~21g，渐渐加至 30g，开水冲服。

案 2 杨右，气滞则腹满，阳升则偏左头痛而眩晕耳鸣。气何以滞？生升之性不能遂其条达也。阳何以升？刚脏而失涵濡，所以在下则为气，在上则为阳矣。宜养其体之不足，而疏其用之有余。

大生地（砂仁炙）120g	当首乌（切）180g	制香附（打）87g
泽泻 30g	大熟地（砂仁炙）150g	
奎党参 120g	桑叶 4.5g（另煎，冲入）	
厚杜仲 90g	白归身（酒炒）60g	生於术 45g
木香 15g（煎收）	白蒺藜（炒，去刺）90g	
炒山药 90g	粉丹皮 60g	川断肉 60g
黑豆衣 60g	朱茯苓 90g	杭白芍（酒炒）90g
川楝子（切）60g	川芎（蜜水炒）30g	新会皮 36g
生、熟甘草（各）9g	滁菊花 30g	酸枣仁（炒研）60g
麸炒枳壳 30g	炒杞子 90g	

上药如法宽水煎三次，再煎极浓。用清阿胶 90g 熔化冲入，白纹冰糖 60g 文火收膏。每晨服一调羹，开水冲服。

病 在 肺

一、肺不肃降，咳嗽痰多

宋先生，12月5日。

饮分内外，根属虚寒。咳嗽痰多者，肺不肃于上也；怯寒气急者，肾不纳于下也；食呆形悴者，脾不运于中也。良由命门阳衰，火不生土；中气虚弱，聚湿成饮；防节无权，冲逆为咳。仲景首出多方而温兼和之，为治疗原则。以肾所顾，欲化其痰，先燥土湿；欲燥土湿，先温水寒。又云：欲降其气，先利其肾，欲纳其肾，先温其阳，即指此症也。病涉根本，兼非一蹴能就，治仿古人，乃三思定。膏以代药，方候明正。

上党参 90g	熟附块 25g	清炙芪 90g
川桂枝 12g	於潜术 45g	炙远志（45g）
炒熟地 90g（砂仁 18g，拌）		云茯苓 45g
仙半夏 60g	山萸肉 45g	炙款冬 45g
怀山药 60g	补骨脂 45g	炒泽泻 90g
冬瓜子 90g	甘枸杞 45g	薄橘红 30g
炙苏子 90g	旋覆花 45g（包）	川浙贝（各）60g
清炙草 15g	蛤蚧尾 1 对（酒洗）	白果肉 120g
淡干姜 18g（北五味 12g 共打）		

加龟鹿二仙胶 120g、冰糖 240g 收膏。

二、肺肾阴虚，咳呛咯血

邹先生，男，42 岁。

六年前得咯血症，迨因醉酒劳力后，感邪咳呛又起，痰中带血或丝，胸闷气短，头胀目重，脉象滑数，舌红苔少，投清气宁络之剂，诸症即告平静。肺为娇脏，不耐邪侵，阴分亏耗，痰热蕴肺，清肃失司，治节无权，势必旧创复发，为拟益肺固金、清热化痰，佐以滋肾平肝，使子母得生养之助力，拟膏俾可长期调理。

西洋参 30g	人参须 30g（二味另煎汁，冲入收膏）	
北沙参 45g（元米炒）	绵黄芪 90g（水炙）	生白术 45g
怀山药 90g	细生地 90g	大麦冬（去心）45g
煅石决 120g	炒池菊 45g	肥玉竹 45g
炒枯芩 45g	京元参 45g	海蛤壳 120g
甜杏仁 90g（去皮，尖）	川贝母 60g	竹沥半夏 45g
广橘络 30g	广橘白 30g	净连翘 90g
侧柏炭 45g	抱茯神 90g	生苡仁 90g
雪燕根 90g	藕节 90g	

制法：上味浓煎两次，滤汁去渣，加驴皮胶 250g（上胶陈酒烊化）煎熬，再入枇杷叶膏 250g 文火收膏，以滴水为度，服法禁忌同前。

三、肺虚痰湿难化成饮

邹君，12 月 20 日。

肺气急薄，脾阳困顿，外失固护，则皮毛不密，内乏运行，则痰湿难化，平时痰湿极多，不耐寒热侵袭，入冬一感外邪，即觉鼻塞、头胀、烦劳，每苦疲惫，辄现潮热、自汗。病情一贯，病理显然，但由真元衰弱，抵抗缺乏所召也。为拟益气固肺，健中扶脾。庶几气机畅达，源浊蠲除。膏滋代煎，方候明正。

上党参 120g	川桂枝 120g	大白芍 45g（两味同炒）
清炙芪 120g	炒白术 90g	炙紫菀 45g
云茯苓 90g	炙款冬 45g	清炙草 15g
仙半夏 45g	怀山药 90g	陈广皮 45g
光杏仁 90g	炒枳壳 45g	大麦冬 60g（去心）
浙贝母 90g	淡干姜 15g	
北五味 120g（与干姜二味同打）		海浮石 90g
冬瓜子 90g	海蛤壳 120g	苏子霜 90g（包）
炙远志 45g	福泽泻 90g	白蔻仁 25g
生白果 120g（去壳）	驴皮胶 120g	冰糖 25g

四、阳虚留饮，每冬必咳

张某。

每冬必咳，气急不平，天暖则轻，遇寒则甚。阳虚留饮为患。素体阳虚，脾肾两病，肾虚水泛，脾虚湿聚，水湿停留，积生痰饮，年深不化，盘踞成窠，阻塞气机，上碍肺金右降之路，下启冲气上逆之机，不降不纳，遂为气急。饮为阴邪，遇寒则重，遇暖则轻。痰饮生于土湿，先温水寒。正所谓外饮治脾内饮治肾也。

证属阳虚，药宜温补。今拟温肾纳气，和胃降逆，和胃功兼肃肺。但得土温水暖，饮无由生，气平饮化，咳自愈也。治仿前贤，方乃三思而定。

別直参 90g　　　云茯苓 120g　　　於潜术 90g

清炙甘草 25g　　制远志肉 60g　　大熟地黄 120g

川桂枝 15g　　　五味子 25g　　　熟附片 30g

川贝母 90g　　　淡干姜（同捣）120g　甜光杏 90g

砂仁末 25g　　　蛤蚧尾（5 对，酒洗）150g

炙远志 90g　　　陈广皮 30g　　　仙半夏 60g

旋覆花（包）45g　补骨脂 60g　　　炙白苏子 60g

代赭石（煅）120g　怀山药 90g　　　山萸肉 90g

核桃肉 20 枚（与山萸肉二味拌炒）　福泽泻 45g

厚杜仲 90g　　　川断肉 90g　　　甘枸杞子 90g

上药煎 4 次，取极浓汁，加鹿角胶 120g、龟甲胶 120g，均用陈酒炖烊，白冰糖 250g 熔化收膏。

服法：每早服 10g，临卧时服 10g，均用开水冲服。

五、久咳损肺

鲍左。

自幼即有哮喘，均由风寒袭肺，痰滞肺络，故隐之而数年若瘳，发之而累年不愈。现则日以加重，每于酣睡之中突然呛咳，醒后频咳，咳而痰少。

夫所谓袭肺之邪者，风与寒之类也。痰者，有质而胶黏之物也。累年而咳不止，若积痰为患，何以交睫而痰生，白昼之时痰独何往哉？则知阳入阴则卧，阴出之阳则难寐。久咳损肺，病则不能生水，水亏不能涵阳，致阳气欲收反逆，逆射太阴，实有损于本元之地也。

拟育阴以配其阳，使肺金无所凌犯，冀其降令得行耳。

炒黄南沙参 125g	麦冬 45g	云茯苓 125g
海蛤壳（打）150g	窨炙款冬花 30g	炒香玉竹 90g
蜜炙紫菀肉 60g	川贝母（去心）60g	煨代赭石 125g
川石斛 90g	甜杏仁（去皮，水浸，打绞汁）90g	
牛膝炭 60g	杜苏子（水浸，打绞汁，冲入）	
蜜炙百部 60g		

共煎浓汁，用雪梨 1000g、白蜜 60g 同入，徐徐收膏。

六、时邪袭肺

宋先生，12 月 25 日。

肺主皮毛，亦司治节，气阴积弱，时邪易袭，咳嗽多痰，鼻流浊涕，入秋以来，感冷辄发。《内经》谓"邪之所凑，其气必虚"，信然。拟益金保肺，以厚抵抗之力；顺气涤痰，以遂清肃之令。膏滋代药，试观后效。

上党参 120g	西绵芪 120g	北沙参 90g（玄参炒）
炙款冬 45g	海蛤壳 90g	炙紫菀 45g
大麦冬 90g（去心）	海浮石 90g	光杏仁 90g
冬瓜子 90g	浙贝母 90g	炒牛蒡 60g
仙半夏 45g	薄橘红 45g	水炙桑叶 45g
苍耳子 45g	怀山药 90g	福泽泻 90g
云茯苓 90g	生薏苡仁 90g	炙远志 45g
杭菊花 45g	苏子霜 90g（包）	炙黑草 14g
驴皮胶 120g	冰糖 25g	枇杷叶膏 180g

七、肺脾两困

黄先生，12 月 23 日。

白帝司权，金风乍起，或音嘎，或咳呛，背觉冷，胸宇苦痞，气分不足，咽喉少津，脉象濡滑，舌苔根腻，乃肺脾两困所致也。禀体虚瘦，气虚湿盛，气司于肺，湿属于脾，脾乏运化之权，肺失清肃之令。益气涤痰以助抵御，御能健中泄浊，而蠲壅滞之邪，补而不腻，攻而离守，庶几逆从可调，不失揆度之长。膏以代药，方候明正。

炒党参 90g	炒冬术 90g	绵芪皮 90g
怀山药 90g	炙紫菀 45g	炙款冬 45g
嫩前胡 45g	大麦冬 45g（去心）	仙半夏 30g
净射干 45g	橘红络（各）30g	北沙参 45g（玄参炒）
海浮石 30g	光杏仁 90g	冬瓜子 90g
浙贝母 90g	炙苏子 90g	福泽泻 90g
广郁金 45g	云茯苓 90g	江枳壳 45g
海蛤壳 90g	炒薏苡仁 90g	炙远志 45g
驴皮胶 120g	冰糖 25g	

八、肺卫气虚，易感咳嗽

董先生，男，52 岁。

肺主皮毛，职司治节，气液内亏，体力斯薄，易感外邪，咳嗽鼻塞，咯痰薄白，劳力腰酸，脉象濡缓。欲固藩篱，当益其气，欲求清肃，当除其痰。即本斯旨，为制膏方，乘冬令以调养，观来春之效果。

上党参 90g	西绵芪 90g	北沙参 45g
破麦冬 60g	宋半夏 45g	橘白络（各）30g
冬桑叶 30g	炙款冬 45g	川百合 45g
冬瓜子 90g	生苡仁 90g	光杏仁 90g
海蛤壳 150g	丝瓜络 45g	炒熟地 90g
山萸肉 45g	甘枸杞 60g	女贞子 90g
野於术 45g	云茯苓 90g	炙紫菀 45g
炒泽泻 90g	炒杜仲 90g	川断肉 90g
炙远志 24g	川贝母 90g	海浮石 90g
核桃肉 120g		

制作：上味浓煎两次，滤汁去渣，加驴皮胶 120g 煎熬，再入枇杷叶膏 100g、白纹冰糖 500g，文火收膏，以滴水为度，每日早晚开水冲服一大匙，如遇外感伤风、内伤食滞时停服，病愈后，继续服用，服膏期间，忌食一切辛辣及生冷食物。

九、肺热络损，咳嗽痰血

张左，男，29 岁。

肺为华盖，而司治节，位居上焦，而行呼吸。血证之后，阳络已损，咳嗽不宁，清肃无权，由气及营，则入夜较频，炼液为痰，则胸宇作闷，似寒似热，已徵其虚，舌净脉滑，审知有火，治寓补养于调理，方宜涤痰而清气，乘兹冬令为制膏方。

上党参 90g	西绵芪 90g	北沙参 45g
破麦冬 45g	海蛤壳 120g	甜杏仁 90g
炒川贝 60g	炙款冬 45g	川百合 45g
生苡仁 90g	竹沥半夏 45g	橘白络（各）45g
怀牛膝 45g	功劳叶 45g	炒熟地 90g

山萸肉 45g	丹皮炭 45g	怀山药 60g
冬虫夏草 45g	仙鹤草 45g	云茯苓 90g
炒泽泻 90g	嫩白薇 90g	江枳壳 45g
冬瓜子 90g	大芡实 90g	血燕根（包）90g
藕节炭 90g		

制作：上味浓煎两次，滤汁去渣，加驴皮胶 120g（陈酒烊化）煎熬，再入枇杷叶膏 180g、白纹冰糖 500g，文火收膏，以滴水为度，服法禁忌同前。

十、肺络内伤，咳呛咯红

周先生，男，30 岁。

今夏举重伤络，曾经咯红，嗣后清晨辄有咳呛，吐痰薄白，入冬恶寒，舌红苔少，脉象濡弱，饮食起居虽如平人，而肺脏实已暗伤。肺主周身之气，气弱则治节失司，清肃无权也。治拟益气养肺、清热化痰宁络，乘此冬令，为订膏方。

潞党参 120g	炙黄芪 120g	北沙参 45g
破麦冬 45g	冬虫夏草 45g	炙款冬 45g
炒川贝 60g	海蛤壳 150g	生苡仁 90g
冬瓜子 90g	光杏仁 90g	橘白络（各）30g
炒竹茹 45g	生地炭 90g	怀牛膝 45g
炒於术 45g	怀山药 60g	云茯苓 90g
竹沥半夏 45g	仙鹤草 45g	大芡实 90g
苏子霜 90g（包）	金沸草 45g（包）	大白芍 45g
川桂枝 9g（上二味同炒）		大红枣 120g
白莲肉 120g		

制作：上药浓煎两次，滤汁去渣，加驴皮胶 120g（陈酒烊

化）煎熬，再入枇杷叶膏 180g、白纹冰糖 500g，文火收膏，以滴水为度，服法禁忌同前。

十一、肺热夹湿干咳

张先生，男，45 岁。

健忘艰寐，干咳头胀，信属气血之亏。腑行坚燥，顽癣浸淫，并臻湿热亦重，脉象滑数，舌苔腻黄。证属虚实互见，治宜标本兼顾，唯滋补颇虑碍邪，而清化却能扶正，昔人所谓邪去则正自复，故不必拘于补益，亦不必急于滋养，乘兹冬令，订立膏方。

上党参 120g	炒白术 60g	云茯苓 90g
肥玉竹 60g	绿豆衣 45g	炒池菊 45g
光杏仁 90g	炒枣仁 90g	夜交藤 45g
合欢花 45g	生苡仁 120g	炒知母 45g
海蛤壳 150g	生石决 150g	细生地 120g
京玄参 60g	潼沙苑 90g	黑芝麻 90g
江枳壳 45g（竹茹 45g 同炒）		省头草 45g
泽泻 90g	白鲜皮 45g	豨莶草 45g
五加皮 45g	苍术皮 24g	炒黄柏 45g
火麻仁 90g	绿萼梅 24g	核桃肉 120g

制作：上药浓煎两次，滤汁去渣，加驴皮胶 120g、鳖甲胶 120g、霞天胶 120g（上胶陈酒烊化）煎熬，再入白纹冰糖 500g，文火收膏，以滴水为度，服法禁忌同前。

十二、肺热内蕴，咳嗽痰腥

杨夫人，女，34 岁。

肺恶热，气阴内亏，心火干之，肝火乘之，则清肃之令失司，令咳嗽痰腥，咽喉干燥，口鼻呼吸辄觉秽臭，此肺痈之根也。不耐劳作，劳则益甚，四肢百骸，经络酸疼，治当清气涤痰以肃上焦，滋阴养血以填肝肾，补益调理于一炉。为制膏方，即候明正。

上党参 90g	北沙参 60g	天麦冬（各）60g
甜冬术 45g	肥玉竹 60g	川石斛 90g
生苡仁 120g	冬瓜子 90g	光杏仁 90g
桃仁泥 45g	桑白皮 30g	竹沥半夏 60g
丝瓜络 45g	炒泽泻 90g	生熟地（各）90g
干首乌 90g	桑椹 90g	女贞子 90g
炒杜仲 90g	怀牛膝 90g	云茯苓 90g
江枳壳 45g	净连翘 90g	冬笋 90g
海蛤壳 150g	大芡实 120g	

制法：上味浓煎两次，滤汁去渣，加驴皮胶 120g（陈酒烊化）煎熬，再入枇杷叶膏 150g、川贝粉 60g、白纹冰糖 500g 文火收膏，以滴水为度，服法及禁忌同前。

十三、肺热阴虚咳嗽

沈世兄，男，29 岁。

肺病左膺曾痛，咳嗽今稀，自觉行走乏力，四肢酸软，口唇红艳，鼻流清涕，脉濡滑数，舌红苔净。肺为娇脏，气阴两伤，气弱则失其清肃之令，阴耗则失其输布之职，肺气不足则发咳喘，肺热叶焦则生痿躄，《内经》早有定论也。益水以滋其生，培土以厚其本，清热以制其贼，涤痰以清其体，合多方之力量，为治疗之准绳，膏以代煎，方候明正。

西洋参 30g（另炖汁，冲入收膏）		太子参 45g
北沙参 90g（元米炒）绵芪皮 90g		甜冬术 60g
怀山药 90g	朱茯神 90g	大麦冬 45g
冬桑叶 45g	炒池菊 45g	川百合 90g
海蛤壳 150g	竹沥半夏 60g	生苡仁 120g
橘白络（各）45g	净莲翘 60g	血燕根 45g
大芡实 45g	甜桑椹 90g	川石斛 90g
炙款冬 45g	怀牛膝 90g	

制法：上味浓煎两次，滤汁去渣，加驴皮胶 180g（陈酒烊化）煎熬，再入枇杷叶膏 240g、白纹冰糖 180g 文火收膏，以滴水为度，服法及禁忌同前。

十四、肺阴亏咯红痰稠

乐世兄，男，21 岁。

肺脏气阴积年亏损，今岁咯红不多，咳嗽亦稀，而痰浊甚稠，脉象濡细。夫脾为生痰之源，肺为贮痰之器，痛虽由于上焦之滤，然中宫失健，津液不布，实关重要，故从昔贤培土生金法，肺脾同治，乘兹冬令，为制膏方。

上党参 90g	西绵芪 90g	野於术 45g
怀山药 90g	北沙参 45g（元米炒）	破麦冬 60g
冬虫夏草 45g	宋半夏 45g	新会皮 30g

生薏苡仁 90g	海蛤壳 150g	海浮石 90g
金沸草 45g	大芡实 1120g	
炒熟地 90g（砂仁同炒 24g）		山萸肉 45g
甘枸杞 60g	熟女贞 90g	炒川断 90g
云茯苓 90g	仙鹤草 45g	炒泽泻 90g
怀牛膝 45g	旱莲炭 45g	炙款冬 45g
川百合 60g	苏子霜 90g	大红枣 120g

制法：上味浓煎两次，滤汁去渣，加驴皮胶120g（陈酒烊化）煎熬，再入枇杷叶膏180g、真川贝粉60g、白纹冰糖500g，文火收膏，以滴水为度，服法禁忌同前。

十五、肺虚津燥，咳痰便难

秦老太太，女，70岁。

风寒之邪，易于袭肺，腥燥之气，易于动肺。咳嗽时作，痰黏不爽，口干咽燥，胸肋掣痛，虽由高年液亏，金水失其生养，亦由口味不禁，娇脏失其清宁也。凡阴虚者木火必盛，故左脉常显弦滑；内热者脂液必枯，故腑行常艰难。为拟滋肾柔肝、益肺润肠，遵守阴平阳秘之旨，俾收安内攘外之功。

人参须 30g	西洋参 30g（二味另炖汁，冲入收膏）	
北沙参 45g（元米炒）	甜冬术 45g	川石斛 45g
大麦冬 45g（去心）	甜杏仁 90g（去皮尖）	川浙贝（各）60g
肥玉竹 45g	绵芪皮 60g	细生地 90g
京元参 45g	白归身 45g	杭白芍 45g
柏子仁 90g	川百合 90g	霜桑叶 45g（饭烹）
黑芝麻（捣）90g	金沸草 45g	生苡仁 90g
炙款冬 45g	橘叶络（各）30g	龙眼肉 150g

核桃肉 180g

制法：上味浓煎两次，滤汁去渣，加驴皮胶 120g（蛤粉拌炒成珠）、枇杷叶膏 180g 煎熬，再入白纹冰糖 240g，文火收膏，以滴水为度，服法禁忌同前。

十六、肺脾虚弱，咳血便泄

方先生，男，36 岁。

肺主治节，而司清肃，位高质娇，易损难复，咳虽不繁，曾经见血，淹缠三载，未能根除，气液之损，盖可知矣。更兼痔疾，漏厄不塞又况便薄，母气不充，生之者寡，助之者稀，易受外风，势所必然也，脉细滑数。培土可以生金，滋水也可清金。直接治疗之外，补以隔一隔二之法，乘兹冬令，为制膏方。

上党参 90g	绵芪皮 60g	破麦冬 60g
蒸於术 45g	云茯苓 90g	冬虫夏草 45g
海蛤壳 120g	生苡仁 90g	新会白 30g（盐水炒）
金沸草 45g	宋半夏 45g	炒扁豆 120g
炒熟地 90g（砂仁同炒 24g）		山萸肉 45g
怀山药 90g	甜桑椹 90g	熟女贞 90g
炙黑草 15g	御米壳 45g	白当归 45g
炙款冬 45g	川百合 45g	大芡实 120g
炒川贝 60g	炒泽泻 90g	白莲肉 45g

制法：上味浓煎两次，滤汁去渣，加驴皮胶 120g、龟甲胶 120g（上胶陈酒烊化）煎熬，再入白纹冰糖 500g，文火收膏，以滴水为度，服法禁忌同前。

十七、肺脾两虚，咳嗽便血

张先生，男，45岁。

肺主皮毛，而司治节，脾主中气，而司统血，肺弱则外卫不固，感邪易发咳嗽，脾虚则内营不守，常见便血之症，荣养不足，传为面色萎黄，夜寐欠酣。前投祛风散邪清热凉血等药均属治标之法，不可言于调理。际兹冬令，为谋根治，拟益气以充实其上，和营以充实其中，俾收攘外安内之功。膏以代煎，缓图效果。

潞党参 90g	清炙芪 90g	炒白术 90g
怀山药 90g	北沙参 90g（元米炒）	大麦冬 45g（去心）
制首乌 90g	大熟地 120g（砂仁同炒 18g）	
山萸肉 45g	炒归身 45g	焦白芍 45g
清炙草 15g	仙半夏 45g	光杏仁 90g
炙款冬 45g	广橘红 45g	杜赤豆 20g
侧柏炭 45g	槐花炭 45g	地榆炭 45g
木耳炭 45g	煅龙齿 120g	煅龙骨 120g
云茯苓 90g	生苡仁 120g	川断肉 90g
霞天曲 90g	大红枣 120g	

制法：上味浓煎两次，滤汁去渣，加驴皮胶 120g、鳖甲胶 120g（上胶陈酒烊化）煎熬，再入白纹冰糖 180g，文火收膏，以滴水为度，服法禁忌同前。

十八、肺脾气虚，咳嗽痰饮

陈先生，男，54岁。

感受风寒，咳嗽随起，痰浊甚多，此虽是由于肺气之弱皮毛不固，根实种于脾阳之虚，痰饮内踞也。《金匮》所谓"温药之和"即为此等证说法，所有桂苓术甘汤、小青龙汤即为此等证设立。遵古训以制方，乘冬令以调养。

别直参 20g（另煎汁，冲入收膏）　　　　西绵芪 90g

大麦冬 45g　　　　炙紫菀 45g　　　　炙款冬 45g

炙远志 45g　　　　福泽泻 90g

大熟地 90g（砂仁同炒 24g）　　　　野於术 60g

川桂枝 16g　　　　云茯苓 120g　　　　清炙草 15g

仙半夏 60g　　　　新会皮 45g　　　　冬瓜子 90g

海浮石 90g　　　　金沸草 45g　　　　淡干姜 9g

大红枣 120g　　　　北五味 6g（上二味同打）

光杏仁 90g　　　　鹅管石 90g（煅）　　白果肉 120g

制法：上味浓煎两次，滤汁去渣，加龟甲胶 120g（老酒烊化）煎熬，再入川贝粉 60g（炒黄）、饴糖 240g，文火收膏，以滴水为度，服法禁忌同前。

十九、肺虚夹湿，咳嗽流火

王夫人，女，45 岁。

感寒咳嗽，肺俞觉冷，此上焦气虚，卫外不固。大便燥结，足胫流火，乃中宫津灼，湿热下注。脉象濡滑带缓，舌苔干腻，论证非滋腻所宜，治标唯清化是尚，然脏真不实失去抵御之能，而于根本不顾，殊违调养之症。今拟通补并施，调其盛衰，方取轻灵，效求和缓。

上党参 90g　　　　绵芪皮 90g　　　　全当归 45g

仙半夏 45g	光杏仁 90g	炙款冬 45g
浙贝母 90g	北沙参 90g	桑寄生 90g
浙贝母 90g	北沙参 90g	炒白术 90g
鲜首乌 90g	炙远志 45g	炒枳壳 45g
白蒺藜 60g	陈木瓜 45g	缩砂仁 24g（杵）
橘皮叶（各）45g	海浮石 90g	汉防己 45g
柏子仁 90g	采云曲 90g	福泽泻 90g
丝瓜络 45g	冬瓜子皮（各）90g	

制法：上味浓煎两次，滤汁去渣，加驴皮胶120g，（陈酒烊化）煎熬，文火收膏，以滴水为度，服法禁忌同前。

二十、肺脾痰湿，咳嗽痔疾

吴先生，男，38岁。

平居痰多，咳呛其病在肺，痔疮便后下血，其病在肠。肺与大肠本相表里，俱由湿热熏蒸为其主因也。脉象濡滑，舌苔薄黄，去冬膏滋调养，体力能增，兹拟参入却病之品，但恐痼疾难除耳。

上党参 90g	清炙芪 90g	炒於术 45g
云茯苓 90g	宋半夏 30g	新会白 45g（盐水炒）
炙紫菀 45g	苏子霜 50g	金沸草 45g
炒泽泻 90g	冬瓜子 90g	光杏仁 90g
生熟苡仁（各）90g	海浮石 60g	生熟地（各）90g
山萸肉 45g	制首乌 45g	当归炭 45g
大麦冬（去心）45g	炒杜仲 90g	熟女贞 90g
地榆炭 45g	葵花炭 45g	荆芥炭 18g
杜赤豆 90g	侧柏炭 45g	柏子仁 20g

江枳壳（麸炒）45g	干柿饼 120g	核桃肉 120g
煨红枣 120g		

制作：上味浓煎两次，滤汁去渣，加驴皮胶 120g、霞天胶 120g（上胶陈酒烊化）煎熬，再入真川贝粉 45g 文火收膏，以滴水为度，服法禁忌同前。

二十一、肺脾并弱，咳痰气促

吴先生，男，49 岁。

脾为生痰之源，肺为贮痰之器，脾肺并弱，气湿不运，咳嗽痰多，气分短促，时发时愈，经年经月，外风易乘，湿浊易凝，防入损门，虑成饮证，乘兹冬令，为制膏方，不专持于辅养，仍侧重于清理，昔人所谓"邪去而正自旺者"窍有取焉。

上党参 90g	绵芪皮 90g	炒熟地 90g
野於术 45g	北沙参 60g（元米炒）	破麦冬 60g
炙款冬 45g	百合 45g	金沸草 45g
海蛤壳 120g	江枳壳 45g	云茯苓 90g
新会白 45g	海浮石 90g	炒川贝 60g
福泽泻 90g	怀牛膝 60g	绿萼梅 90g
瓜蒌仁 120g	生白果 120g	

制作：上味浓煎两次，滤汁去渣，加驴皮胶 120g 煎熬，再入枇杷叶膏 180g、蜂蜜 180g、白纹冰糖 500g 文火收膏，以滴水为度，服法禁忌同前。

二十二、肺肾两亏，咳嗽吐血

季先生，男，36 岁。

血证六载，未能除根，今诊头晕腰酸，胸闷心悸，咳嗽痰里带血，肢冷溲频，脉沉细弱，病在心肺肾三脏。心主血，肺主气，肾主精，真元之损不用讳言，唯心与肺同处上焦，而司荣卫，心肾为水火之脏，肺肾为子母之脏，而原相生养，患者主观较深，疑虑滋长，欲求痼疾根除，宜乎难矣。拙拟滋肾而不碍乎阳，则肺自清肃，益肺而兼调其气，则心自安宁，气血调和，阴阳平秘，庶民近焉，膏药代煎，方候明正。

别直参 30g	西洋参 30g（二味同煎，冲入收膏）	
炒熟地 120g	山萸肉 45g	怀山药 90g
西绵芪 90g	野於术 45g	北沙参 45g（元米炒）
天麦冬（各）45g	冬虫夏草 45g	绿豆衣 45g
白归身 45g	甘枸杞 45g	女贞子 90g
墨旱莲 90g	大芡实 120g	覆盆子 45g
甜杏仁 90g	新会白 45g	菟丝子 45g
炒杜仲 90g	煅龙牡（各）90g	抱茯神 120g
炒枣仁 90g	核桃肉 120g	

制法：上味浓煎两次，滤汁去渣，再加驴皮胶 250g（蛤粉拌炒成珠），加冰糖 200g 文火收膏，以滴水为度，服法禁忌同前。

二十三、肺肾亏损，咳血阳痿

《内经》云"治病必其本"，本者根也，因也。标证虽繁，其根唯一。症象纷呈，其因亦一。今咳嗽气短，痰内夹血，寐短梦多，脏毒流水，肠鸣粪清，脉象沉软，肺脾胃肠似均受困而病源实属于肾阴之虚，下元生气先竭，阳痿早泄，见色流精，即当时所播之种也。所幸纳谷尚强，亟予培补脏真，乘兹冬令闭藏，为制膏方调养，从大处着眼，胜于节节枝枝之治乎。

上党参 120g	北沙参（元米炒）45g	破麦冬 60g
蒸於术 45g	怀山药 90g	云苓神（各）30g
冬虫夏草 45g	川百合 45g	炙款冬 45g
御米壳 45g	金沸草 45g	北五味 9g
清炙芪 90g	炙黑草 25g	侧柏炭 45g
仙鹤草 45g	甜桑椹 90g	炒枣仁 90g
炒扁豆 90g	生苡仁 90g	海蛤壳 150g
夜交藤 45g	大红枣 120g	

川贝粉 60g（炒黄，冲入收膏）

制作：上味浓煎两次，滤汁去渣，加驴皮胶 120g、龟甲胶 120g（上胶陈酒烊化）煎熬，再入白纹冰糖 500g、饴糖 250g 文火收膏，以滴水为度，服法禁忌同前。

二十四、肺肾内亏，咳血腰痛

江先生，男，43 岁。

易于伤风，鼻塞流涕，已臻肺气之虚。得热头晕目眩甚多，更属肝火之旺。腰股酸疼，肾阴并亏。咳呛咯血，阳络受损，舌红苔少，脉来细滑常弦，乃为水不涵木、木火刑金之征，故拟滋肾清肺平肝，乘兹冬令，膏滋代煎，长期调养。

上党参 90g	西绵芪 90g	北沙参 45g（元米炒）
破麦冬 60g	怀山药 90g	冬虫夏草 45g
甜杏仁（去皮尖）60g	炒川贝 60g	秋石 90g
仙鹤草 45g	冬桑叶 30g	黑芝麻 90g
炒川断 90g	生熟地（各）60g（与砂仁 24g 同炒）	

山萸肉 45g	大白芍 45g	甘枸杞 60g
熟女贞 90g	炒杜仲 90g	怀牛膝 90g
桑椹子 90g	潼白蒺藜（各）90g	海蛤壳 90g
生石决 120g	炒池菊 45g	核桃肉 120g

制作：上味浓煎两次，滤汁去渣，加驴皮胶 120g、龟甲胶 120g（上胶陈酒烊化）煎熬，再入枇杷叶膏 180g 文火收膏，以滴水为度，服法禁忌同前。

二十五、肺肾两虚，咯血滑泄

房先生，男，30 岁。

肾亏肝旺，脾虚肺弱，形寒咳嗽，痰中带血，睡寝梦扰，腰疼偶有滑泄，纳食难化，泛漾嗳噫，腹内饥饿，肢体颤动，精神困顿，体力薄弱，虚象纷呈，势难兼顾，因念滋水可以涵木，培土可以生金，力偏重于先后二天，法不出权衡之度，乘兹冬令为订膏方，以候明正。

上党参 90g	北沙参 45g	野於术 45g
怀山药 90g	西绵芪 60g	炙款冬 45g
川百合 45g	新会白 30g	生苡仁 90g
炒竹茹 45g	仙鹤草 45g	大芡实 120g
夜交藤 45g	干地黄 90g	山萸肉 45g
女贞子 90g	甘枸杞 60g	桑椹子 90g
炒杜仲 90g	青龙齿 150g	辰茯神 120g
大麦冬（去心）90g	炒枣仁 90g	清炙草 15g
大红枣 120g	核桃肉 120g	

制作：上味浓煎两次，滤汁去渣，加驴皮胶 120g、霞天胶 120g（上胶陈酒烊化）煎熬，再入白纹冰糖 500g 文火收膏，以

滴水为度，服法禁忌同前。

二十六、肺脾肾虚，咳嗽痰浊

周君，男，45岁。

劳力之后，四肢酸软，精神疲惫，形体怯冷，脉象沉细，肝主筋而为罢极之本，肾主骨而为作强之官，肝肾并亏于下，而督脉阳虚亦已显著，水亏则肺失润养，故随发咳嗽，阳虚则脾失温化，故恒有痰浊，病虽未入损怯之门，根早已伏乎隐懈之处。今拟益肾以填水火之窟，健脾以助生化之机，乘冬日闭藏之令树春夏生长之基，膏方进补，斯时最宜。

潞党参 90g	清炙芪 90g	大熟地 90g（砂仁 24g 拌）
山萸肉 90g	怀山药 90g	熟附片 30g
川桂枝 9g	大白芍 45g（上二味同炒）	
炒白术 90g	炒当归 60g	制黄精 90g
菟丝草 90g	补骨脂 90g	熟女贞 90g
金毛狗脊 90g	甘枸杞 90g	柏子仁 90g
云茯苓 90g	仙半夏 45g	白莲肉 120g
核桃肉 120g		

制作：上味浓煎两次，滤汁去渣，加驴皮胶 120g、龟鹿二仙胶 60g（上胶陈酒烊化）煎熬，文火收膏，以滴水为度，服法禁忌同前。

二十七、中州湿盛，肺降被阻

刘左。

肺为华盖，位在上而其气主降；肾主封藏，位在下而其水宣升，所以升降相因，肺肾交通，而呼吸以匀。胃为中枢，为十二经之长，主束筋骨而利机升。脾弱湿困，胃为渊薮，中州湿盛，则肺降被阻，此稍一感触，辄发咳嗽之微理也。胃湿蕴聚，则胃气不和，胃病则机关脉络不和，时为身痛。湿不自生，脾失运化而始生；脾不自运，气机鼓舞而始运。然则致病者湿也，生湿者脾也，脾之不运而生湿者，气也。吴仪洛云：脾健运则湿自除。又云：气旺则痰行水消。洵哉斯言也。拟补气运湿为主，但调摄之方，自当顾及肝肾，择其不滞者投之，方为妥善。

炙黄芪 120g	制首乌（切）120g	杭白芍（酒炒）45g
龟甲胶 36g	别直参 60g（另煎，冲）	
大生地（姜汁炒成炭）120g		扁豆子 60g
枳实 30g	奎党参 90g	炒杞子 90g
炒山药 60g	厚杜仲 90g	云茯苓 120g
於潜术 90g	生姜汁 9g（冲入）	霞天曲（炒）60g
鹿角胶 45g	川断肉 90g	海蛤粉 90g
炙黑草 15g	冬瓜子 60g	木猪苓 60g
生熟薏仁各 60g	怀牛膝（酒炒）60g	巴戟肉 30g
左秦艽 45g	制半夏 120g	泽泻 45g
潼沙苑（盐水炒）33g		桑寄生（酒炒）90g
陈广皮 60g		

上药共煎浓汁，文火收膏。每晨服一调羹，开水冲服。

病 在 肾

一、肾虚头晕

案 1　周先生，11 月 27 日。

用脑头晕，甚则汗泄，当责之虚。唯按脉弦动而数，略有抑郁，则肝火亦旺。夫肾主骨藏髓，髓海属脑，肾虚不能充髓，更不能涵肝潜阳，则气火易逆，上扰清空，故《内经》曰：上气不足，脑为之不满，头为之苦倾，目为之眩。又曰：岁木太过，风气流行，忽忽善怒，眩冒巅疾。冬令闭藏，为拟滋补下元、清降风阳。膏以代药，缓缓调理。

潞党参 90g	潼沙苑 90g	大熟地 45g（砂仁 20g 拌）
绿豆衣 45g	杭白芍 45g	白蒺藜 90g
白归身 45g	炒池菊 45g	冬青子 90g
嫩钩藤 90g	冬桑叶 45g（炒，炙）	煅牡蛎 180g
大天冬 45g	制首乌 45g	黑芝麻 90g（捣，包）
抱茯神 90g	山萸肉 45g	新会白 45g
玳瑁片 45g	核桃肉 180g	

加驴皮胶 180g、白冰糖 25g 收膏。

案 2　徐先生，11 月 27 日。

多用脑，头晕易起，厥阳上升也；每值梅令易发，此湿热下注也；胁肋掣痛，此肝气逆于络道也；大便艰难者，阳明本属燥金也。该体质属于阴虚，揆度病根，难离湿热，常服三妙丸、知柏八味丸而颇见平善是故也。为拟坚阴培本、清化治标。膏以代药，方候明正。

生熟地（各）90g	山萸肉 45g	天生术 45g
川黄柏 45g（盐水炒）	怀山药 45g	炒知母 45g
福泽泻 90g	粉草薢 45g	粉丹皮 45g
全瓜蒌 90g	晚蚕沙 90g	炒池菊 45g
白蒺藜 90g	绿豆衣 45g	广郁金 45g
煅石决 120g	橘叶皮（各）45g	江枳壳 45g
生白果 120g	核桃肉 180g	

加驴皮胶 120g、鳖甲胶 120g、冰糖 25g 收膏。

二、肾虚遗精

潘君，12 月 13 日。

昔人论遗精，谓有梦而泄，此相火之强为害；不梦自泄，此心肾之伤为多。前人曰"有梦治心，无梦治肾，新病治肾，久病治心"，良由心肾为水火之脏。贵恙遗泄数载，或无梦或有梦，兼见头眩、腰痛、早痿、手指时青，脉大、重按较软。阴阳二气并衰，下元亏乏较甚，治宜峻补，佐以固摄。膏以代药，方候明正。

上党参 120g	炒熟地 45g	桑螵蛸 45g
清炙芪 120g	山萸肉 60g	白归身 45g
炒白术 90g	甘枸杞 45g	大芡实 120g
怀山药 90g	熟女贞 90g	金色莲须 25g
煅牡蛎 45g	炒川仲 90g	宁枸杞 120g

煅龙骨 45g	抱茯神 120g	核桃肉 180g
锁阳片 45g	炒枣仁 90g	菟丝饼 45g
炙远志 45g		

加驴皮胶 120g、龟甲胶 120g、金樱子膏 180g、白纹冰糖 240g 收膏。

三、肾虚耳鸣

张先生，12 月 3 日。

命火寄于二阴之间，于补象坎之者，水也。真阳真阴并衰发于本脏，则为入冬恶寒，汗液易泄，行走气短，语言难出。右耳失聪累及于脾，则纳食不旺，冲击于肺，则咳嗽时作。阴虚者肝木必旺，则为逢邪胁痛，头眩目胀，脉形软弱无力，舌苔薄黄而腻。拟合左归右归之法调其逆从，而本六味八味之方壮其水火。膏以代药，方候明正。

别直参 30g	清炙芪 90g	炒熟地 90g(砂仁 18g 拌)
山萸肉 60g	炒於术 60g	怀山药 60g
云茯神 90g	甘枸杞 45g	白归身 60g
熟女贞 90g	炙远志 45g	锁阳片 45g
炒枣仁 90g	菟丝子 45g	煅牡蛎 150g
浮小麦 120g	白蒺藜 90g	真川贝 90g
甜杏仁 90g（去皮尖）	橘叶络（各）45g	补骨脂 45g
大红枣 120g	核桃肉 120g	

加驴皮胶 120g、龟甲胶 120g、冰糖 240g 收膏。

四、肾虚尿频

翁先生，12 月 3 日。

《内经》云：膀胱者，州都之官，津液藏焉，气化则能出矣。此小溲之赖于肾与膀胱也。又云：诸病水液，澄澈清冷，皆属于寒。此小溲之辨寒与热也。今小溲频频清长，逢邪益甚，腰俞无力，晨起多痰，脉象濡弱，虚寒之象显然。良由肾气内损则下元无权固摄，膀胱不约则水泉难以久藏。治当益肾补下为主，泛泛之剂不中用也。膏以代药，方候明正。

潞党参 120g	桑螵蛸 45g	大熟地 120g（砂仁 18g 拌）
制黄精 90g	清炙芪 120g	山萸肉 45g
金毛脊（炙）45g	菟丝饼 60g	炒白术 45g
怀山药 90g	煅龙骨 120g	抱茯神 90g
炒川仲 90g	煅牡蛎 120g	炒川断 90g
北五味 120g	甘枸杞 45g	核桃肉 120g
补骨脂 45g	制首乌 45g	甜桑椹 90g
建莲肉 60g	白归身 45g	炒半夏 60g
新会皮 45g		

加龟甲胶 120g、驴皮胶 120g、线鱼胶 60g、冰糖 240g 收膏。

五、肾虚腰痛

案 1　王君，12 月 4 日。

肾，藏精而为固蛰封藏之本，疲劳则溲挟精丝，腰骨酸痛，均由先天受损，作强失职。肾为水火之脏，于卦象坎，真阴阳内寄。治宜二者并补，佐以固涩。经云"损者益之，劳者温之，散者收之"是也。

潞党参 90g	大熟地 120g	清炙芪 90g
山萸肉 45g	炒於术 45g	甘枸杞 45g
怀山药 90g	熟女贞 90g	大芡实 120g
锁阳片 45g	云茯神 90g	补骨脂 45g
清炙草 15g	菟丝饼 45g	炒续断 90g
煅龙骨 120g	煅牡蛎 120g	金樱子 45g
建莲肉 180g	金毛脊（炙）90g	桑椹子 90g
制黄精 90g	制首乌 45g	宁枸杞 90g

加驴皮胶 120g、龟甲胶 120g、线鱼胶 60g、冰糖 25g 收膏。

案2 蔡君，12月18日。

腰脊酸痛，步履酸软，此肾气未实也。迎风流泪，痰少黏喉，此肝火内郁也。肝之与肾并虚，下焦同藏阴气，益精髓以填其下，佐清泄以平其标，庶几两不相悖。

清炙芪 120g	生熟地（各）90g	炒白术 45g
山萸肉 45g	全当归 45g	上党参 120g
杭白芍 45g	云茯苓 90g	潼沙苑 90g
熟女贞 90g	炒续断 90g	补骨脂 45g
川牛膝 60g	水炙桑叶 45g	桑寄生 90g
炒池菊 45g	陈木瓜 45g	甘枸杞 45g
竹沥半夏 45g	黑芝麻 90g（捣香）	象贝母 90g
炒丹皮 45g	天花粉 90g	丝瓜络 45g
核桃肉 120g	煅牡蛎 120g	驴皮胶 120g

鳖甲胶 120g　　　　　冰糖 240g　　　　　虎骨胶（用代用品）60g

案3　王先生，12月22日。

遗泄腰痛，肾阴先亏于下；咳嗽咯血，肺气复弱于上。迭经调理，诸恙虽减，痰带粉红，小溲频数，烦心则头胀，劳力则腰酸，脉象细弱，舌苔薄腻。气阴未充，营养不足。为拟滋肾以固精关，益肺而宁络，厚其作强之用，助其治节之权。膏滋代药，方候明正。

上党参 90g	生熟地（各）90g	清炙芪 90g
制黄精 45g	天生术 45g	制首乌 45g
怀山药 90g	甘枸杞 45g	抱茯神 90g
熟女贞 90g	北沙参 45g（玄参炒）	淡秋石 45g
破麦冬 60g	菟丝饼 45g	甜杏仁 90g（去皮尖）
炒川仲 90g	真川贝 60g	甜桑椹 90g
旱莲草 45g	煅牡蛎 120g	山茶花 45g
建莲须 25g	仙鹤草 45g	大芡实 120g
藕节炭 90g	驴皮胶 120g	血陈根 45g（包）
龟甲胶 120g	枇杷叶膏 120g	白纹冰糖 25g

案4　周君，12月18日。

神疲腰酸，头晕心悸，形寒咳嗽俱发，于劳顿之后，即属体力之衰。肾为作强之官，肝系罢极之本，下元极亏，升阳不振，虽未入于损怯之门，机已露于隐微之处，脉细虚弱，根本不荣者，寒冬培水火之窟，调阴阳之根，颇奏肤功，身遣雄师，继续推进。

潞党参 120g　　　　　白归身 45g　　　　　清炙芪 120g

川桂枝 120g	大白芍 45g	炒白术 90g
大熟地 120g（砂仁 25g 拌）		甘枸杞 45g
怀山药 90g	制首乌 45g	云茯苓 90g
炒川仲 90g	炙款冬 45g	补骨脂 45g
炙远志 30g	熟女贞 90g	炒枣仁 90g
柏子仁 90g	制黄精 45g	山萸肉 45g
菟丝子 45g	煅龙齿 120g	桑寄生 90g
绿豆衣 45g	白莲肉 120g	核桃肉 120g
驴皮胶 120g	冰糖 25g	龟鹿二仙胶 120g

案 5 李先生，12 月 22 日。

心肾能交于上下，阴阳自臻于平秘，此余隔岁之言也。今岁遗精、失眠、腰酸、咽干、多梦、嗳气均除，即寒冬坚益肾、安神清心之验也。唯阴虽充而未实，阳能潜而易升，故时有提火而热、喉痒、咳呛等症，皆虚热上浮所致也。再拟育阴抑阳、固本扶元。膏以代药，方候明正。

上党参 90g	生熟地（各）90g	京玄参 45g
山萸肉 45g	紫丹参 45g	粉丹皮 45g
北沙参 45g（玄参炒）	怀山药 90g	熟女贞 90g
甜杏仁 90g	天麦冬（各）45g（去心）	
煅牡蛎 120g	真川贝 60g	海蛤壳 120g
竹沥夏 45g	朱茯神 90g	天花粉 90g
夜交藤 45g	肥玉竹 45g	煅磁石 90g
杭白芍 45g	青龙齿 120g	川杜仲 90g
金樱子 45g	核桃仁 120g	川黄柏 45g（盐水炒）
驴皮胶 120g	冰糖 25g	

案6　全先生，12 月 23 日。

肾以腰为府，脉循脊之内，真阴内亏，作强失职，尾闾酸痛，午后背寒，更兼湿热素盛，肠胃不清，痰浊颇多，大便夹血，脉形濡滑，舌苔薄黄。治宜坚阴益肾，固其先天之根；清化利胃，顾及后天之本。所谓扶正而不恋邪，祛邪而不伤正，最为上策。膏以代药，方候明正。

潞党参 90g	清炙芪 90g	怀山药 90g
京玄参 45g	天生术 45g	生熟地（各）90g
山萸肉 45g	归身炭 45g	熟女贞 90g
焦白芍 45g	炒川仲 90g	竹沥夏 60g
炒川断 90g	光杏仁 90g	炙金毛脊 90g
真川贝 90g	桑寄生 90g	福泽泻 90g
丝瓜络 45g	藕节炭 90g	新会皮 45g
干柿饼 120g	采云曲 90g	麸炒枳壳 45g
炒薏苡仁 90g	核桃肉 120g	驴皮胶 120g
龟甲胶 120g	冰糖 25g	

六、肾虚经血不调

案1　奚太太，11 月 21 日。

经年崩漏，肝肾太虚。素体胃寒，中气不振。每值风阳升动之令，眩晕辄发，暑逢寒冷肃杀之时，咳嗽即起。血枯于内，则腑行燥，痰困于中，则舌苔白腻。滋肾以养肝，健脾以和胃，乃采本寻源之治，亦奇恒揆度之长。膏以代药，方候明正。

人参须 30g	绵芪皮 90g	炒熟地 120g（砂仁 18g 拌）
潼沙苑 90g	白当归 45g	山萸肉 45g
生白芍 45g	制首乌 45g	天生术 45g

玳瑁片 45g	冬桑叶 45g（水炙）	云茯苓 90g
煅牡蛎 150g	炒池菊 45g	法半夏 45g（捣）
炙款冬 45g	黑芝麻 90g	真川贝 60g
白蒺藜 90g	新会白 45g	柏子仁 90g
甜杏仁 90g（去皮尖）	侧柏炭 45g	龙眼肉 90g
核桃肉 180g	乌贼骨 90g	龟甲胶 120g
冰糖 180g	驴皮胶 120g（陈酒炖烊）	

案 2　张夫人，12 月 3 日。

女子以肝为先天，而冲任奇经属之。经行后期，先见腹胀隐痛，腰酸背痛，心悸头眩者，气血虚寒，营养亏乏所致也。入冬肢冷，大便易转，脉象沉细濡弱，尤为真阳衰弱之征。为制补益之方。取甘温或咸寒之属，尽奇恒揆度之长。膏以代药，方乃候正。

大熟地 90g	潞党参 60g	全当归 30g
炒白术 60g	炒白芍 45g	云茯苓 90g
大川芎 25g	炙远志 45g	炙艾绒 45g
炒枣仁 90g	鸡血藤 45g	煅龙骨 150g
甘枸杞 45g	延胡索 45g	炒川仲 90g
川楝子 45g	炒川断 90g	制香附 45g
菟丝饼 45g	淡苁蓉 45g	补骨脂 60g
柏子仁 90g	驴皮胶 120g	紫石英 90g（煅）
冰糖 25g	龟鹿二仙胶 60g	

七、肾阴不足

案 1　张夫人，12 月 8 日。

　　肾阴衰于下，肝火逆于中，则为腰酸头晕，夜寐易醒。肺脏宗气怯弱，大肠湿气停留，则为内痔渗血、腑行燥结、易感外邪、咳呛气短。夫肝肾本子母之脏，欲柔其肝，必滋其肾；肺肠原表里相属，欲固其肺，先清其肠。即从根本选方，俾收滋养奇功。

吉林参须 30g	生熟地（各）90g	西洋参 30g
生熟首乌（各）90g	川石斛 90g	白归身 45g
北沙参 45g	炒白芍 45g	抱茯神 90g
甜杏仁 90g	怀山药 90g	大麦冬 45g（去心）
柏子仁 90g	炒川仲 90g	绿豆衣 45g
地榆炭 45g	大枣仁 90g	煅石决 150g
侧柏炭 45g	黑芝麻 90g	煨红枣 120g
天花粉 90g	驴皮胶 120g	鳖甲胶 120g
冰糖 25g		

案 2　盛君，12 月 29 日。

　　血证之后，易感时邪、喉痒、咳嗽、胸膺掣痛，半日头晕，腰酸、恶寒、食减、劳动气促，晨起痰多，脉象濡滑，舌苔红绛。肺主皮毛，职司治节，气津两耗，内外失调，虚火不潜，暗吸肾阴，煎炼津液，凝为痰浊。病非一朝所成，治非一蹴能已。浅养金水之脏，清化痰热之邪，膏滋代药，毋求近效。

西洋参 90g	生地炭 90g	白归身 45g
北沙参 60g（玄参炒）	生白芍 45g	光杏仁 90g
怀牛膝 60g	大麦冬 90g（去心）	金沸草 45g
炙款冬 45g	代赭石 45g	川浙贝（各）30g
川百合 90g	血陈根 90g	冬瓜子 90g

海蛤壳 120g（打）	竹沥夏 60g	绵芪皮 60g
炒川仲 90g	橘白络（各）30g	绿豆衣 45g
香谷芽 90g	生薏苡仁 90g	白果肉 120g
怀山药 90g	云茯苓 90g	驴皮胶 120g
枇杷叶膏 180g	冰糖 25g	

案 3　章太太，11 月 25 日。

心营肝血俱亏，则为头痛心悸；脾湿胃热交蒸，则为足胫流火；中气虚而聚饮生痰，则为咳嗽；卫阳弱而表疏形薄，则为恶寒。论本则三阴俱损，论标则湿热亦盛。切脉细弦而滑，滑则为痰、弦则为寒，细则为虚。虚寒相搏，痰浊内恋。治拟育阴扶阳，化痰固表。毋犯之初实实虚虚之戒，自成堂堂正正之师。膏以代药，方候明正。

潞党参 90g	制首乌 45g	绵芪皮 90g
黑料豆 90g	天生术 60g	炙远志 45g
川桂枝 120g	炒枣仁 90g	煅龙齿 150g
白归身 45g	大白芍 45g（二味同炒）	
广橘红 30g	煅石决 150g	炙款冬 45g
怀牛膝 45g	晚蚕沙 90g	甜杏仁 90g
陈木瓜 45g	川、浙贝（各）30g	柏子仁 90g
丝瓜络 45g	龙眼肉 180g	驴皮胶 120g
霞天胶 120g	冰糖 25g	

案 4　沈太太，11 月 25 日。

腕、肘、肩、髀、腘、踝，为人身十二部，《内经》称为骨空，亦曰机阙之宝，气血之所流行。风寒客舍，不易舒散，今肩胛髀骨得寒酸疼得温则轻是也。兼见受寒胁痛欲便不便，脘痛时发，痞结不舒。以前足不温暖，今则面红提火，候起候平，脉沉缓中和，俱由阳气不振，阴火反升。治以甘热苦温之属扶正祛邪。膏滋代药，俾除沉疴。

潞党参 90g	大炙芪 90g	青陈皮（各）30g
炒熟地 120g（砂仁 20g 拌）		天生术 60g
全当归 60g	炒薏苡仁 120g	云茯苓 90g
大川芎 30g	炒续断 90g	甘枸杞 45g
桑寄生 90g	川桂枝 15g	炒白芍 45g
威灵仙 45g	西秦艽 60g（酒炒）	丝瓜络 45g
丝瓜藤 45g	香橼皮 45g	怀牛膝 60g
小茴香 25g	补骨脂 45g	台乌药 45g
川独活 5g	福泽泻 90g	陈木瓜 45g
驴皮胶 120g	煅桂心 12g（研末）	冰糖 25g

案 5　金先生，12 月 24 日。

肾主作强，以腰为之府；肺司治节，而胸为其御。真阴既虚，湿热复蕴于中，腰痛时作，咳呛易发，腑行燥结，内痔渗血，或惊悸，脉呈濡数。肾与心为水火，肺与肠为表里，传处所至，固可推也。缔婴儿姹女于相交，调阳明燥金之燔灼，滋阴生津，清营润幽。膏以代药，方候明正。

上党参 120g	生熟地（各）90g	清炙芪 90g
白归身 45g	生白术 90g	炒白芍 45g
京玄参 45g	北沙参 45g	山萸肉 45g
大麦冬 45g	云茯神 90g	光杏仁 90g
炒川仲 90g	浙贝母 90g	炒川断 90g

炙款冬 45g	炒枣仁 90g	海蛤壳 120g
柏子仁 90g	地榆炭 45g	干柿饼 120g
核桃肉 120g	驴皮胶 120g	川黄柏 45g（盐水炒）
鳖甲胶 120g	冰糖 25g	

八、肾虚脱发

侯夫人，12 月 25 日。

头眩腰酸，心悸发堕，脉象细弱，皆肾阴肝血虚亏之机也。次值产后真元大耗，形体营养缺乏，脏腑灌溉亦不周，故兼见恶寒肢清、大便闭结，平日经行少腹冷。乘季闭藏之令，为树生长之基，真补精血，温养冲任。膏以代药，方候明正。

上党参 120g	清炙芪 90g	
大熟地 120g（砂仁 25g 拌）		制首乌 60g
蒸於术 45g	全当归 60g	山萸肉 45g
杭白芍 45g	甘枸杞 45g	紫石英 90g
菟丝饼 45g	潼沙苑 90g	熟女贞 90g
金毛脊 45g	抱茯神 90g	炒川仲 90g
炒枣仁 90g	炒川断 90g	黑芝麻 90g
补骨脂 45g	煅牡蛎 120g	青龙齿 120g
柏子仁 90g	艾绒炭 45g	龙眼肉 120g
核桃肉 120g	驴皮胶 120g	蜂蜜 15g
白纹冰糖 25g	龟鹿二仙胶 60g	

九、治肾调冲任

案 1 徐夫人，12 月 26 日。

育阴养血滋其本，潜阳息风以平其标。寒冬膏滋调理，今岁头痛大减，唯经行后期，劳力腰酸，嗜食生冷，易起腹疾。则肝血未盛，脾阳亦弱，因而冲任内损，经脉不充。脉象细小，舌苔薄腻。再拟培养精血，调理奇经，本固则枝荣，源远则流长，窃有取于此。

上党参 90g	太子参 45g	
炒熟地 120g（砂仁 25g 拌）		全当归 60g
蒸於术 45g	炒白芍 45g	山萸肉 45g
制首乌 60g	潼沙苑 90g	大川芎 30g
绿豆衣 45g	茺蔚子 90g	玳瑁片 45g
甘枸杞 45g	抱茯神 90g	紫石英 90g
明天麻 45g	炒川断 90g	新会皮 45g
麸炒枳壳 45g	大红枣 120g	核桃肉 120g
驴皮胶 120g	龟甲胶 120g	冰糖 25g

案 2　胡女士，12 月 21 日。

《内经》曰：任脉通，太冲脉盛，月事以时下。任主阴，冲主血，盖必阴血充足，而经始如期，有若月之盈，水之潮也。今经行落后多至数月，兼见心悸、腰酸者，所苦乃肝肾阴血，营血亏乏，无以流溢其奇经，冲任不得充盈。始当滋养真水，不宜诛伐无过，佐以益气和中，俾使阳生阴长。膏以代药，方候明正。

上党参 120g	大熟地 120g	清炙芪 120g
全当归 45g	蒸於术 45g	清炙草 120g
大川芎 25g	怀山药 45g	杭白芍 45g
制首乌 45g	炒枣仁 90g	鸡血藤 45g
菟丝子 45g	茺蔚子 90g	甘枸杞 45g

川牛膝 90g	熟女贞 90g	炒川仲 90g
抱茯神 120g	炒川断 90g	制香附 45g
杜红花 25g	新会皮 45g	龙眼肉 120g
驴皮胶 120g	冰糖 25g	

十、肾精耗损，梦遗腰痛

严大兄，男，46 岁。

头晕耳鸣，记忆衰弱，腰痛寝艰，痰黏气短，四肢酸痛，间或麻木，溲频便难，近又咳呛，症象纷繁，莫此为甚，但根本所在，不外梦遗多年，精关不固，下元生气先衰，肾脏失其作强也。脉象细弱，舌苔薄腻。法当滋肾益精，佐以和营调卫，《内经》所谓治病必求其本。膏以代煎，方仍候正。

上党参 120g	清炙芪 120g	野於术 60g
怀山药 90g	清炙草 15g	抱茯神 120g
大天冬 60g	柏子仁 90g	炒枣仁 90g
夜交藤 45g	煅牡蛎 150g	煅龙骨 150g
大白芍 45g	桂枝 9g（上二味同炒）	
生熟地（各）120g（砂仁 24g 拌）		制黄精 90g
炒杜仲 90g	炒川断 90g	桑螵蛸 45g
北五味 15g	绿豆衣 45g	宋半夏 45g
覆盆子 45g	大芡实 120g	白莲须 30g
黑芝麻 90g	核桃肉 120g	

制作：上味浓煎两次，滤汁去渣，加驴皮胶 120g、龟甲胶 120g（上胶陈酒烊化）煎熬，再入金樱子膏 180g 文火收膏，以滴水为度，服法禁忌同前。

十一、肾阴内亏，腰酸滑精

王先生，男，48 岁。

肾为作强之官，主蛰，封藏之本。精关不固，真阴内亏，骨髓亦虚，遂使不耐劳力，腰痛易起，苔薄脉细弱。《内经》云：腰为肾之府，转侧不利，肾将惫矣。治宜补肾益精、滋阴充髓、固腰和络立法。乘兹冬令，为制膏方。

上党参 120g	清炙芪 90g	野於术 45g
怀山药 90g	云茯苓 90g	炒杜仲 90g
川断肉 90g	怀牛膝 90g	桑寄生 90g
丝瓜络 45g	炒熟地 120g（砂仁同炒 24g）	
山萸肉 60g	油当归 45g	制黄精 90g
甘枸杞 60g	女贞子 90g	桑椹子 90g
金毛狗脊 90g	菟丝饼 45g	炒陈皮 45g
黑芝麻 90g	炒泽泻 90g	大芡实 120g
核桃肉 120g		

制作：上味浓煎两次，滤汁去渣，加驴皮胶 120g、龟甲胶 120g（上胶陈酒烊化）煎熬，再入金樱子膏 180g 文火收膏，以滴水为度，服法禁忌同前。

十二、肾关不固，无梦滑泄

潘君，男，36 岁。

遗精六载，由有梦而至无梦，而至见色滑泄，腰肾酸疼，脉沉细弱，肾脏之虚弱甚矣。于是心肾不交而寐艰，肝肾不涵而眩晕，肺肾不养而咳痰，脾肾不生而食胀，大便或滑或结，诸脏之受其影响亦深矣，亟予培补下之元，固其根本。乘兹冬令，为制膏方。

上党参 120g	清炙芪 120g	蒸於术 45g
怀山药 90g	炙远志 45g	白归身 45g
大白芍 45g	川桂枝 9g（上二味同炒）	
新会皮 45g	仙半夏 45g	北秫米 90g
大芡实 120g	熟女贞 90g	黑芝麻 90g
炒熟地 120g（砂仁 24g 拌）		山萸肉 45g
制黄精 90g	补骨脂 45g	锁阳 45g
桑螵蛸 45g	炒杜仲 90g	炒川断 90g
煅龙牡（各）150g	云茯苓 90g	甘枸杞 60g
白莲须 30g	核桃肉 120g	

制作：上味浓煎两次，滤汁去渣，加鱼线胶 60g、驴皮胶 120g、龟鹿二仙胶 60g（上胶陈酒烊化）煎熬，再入金樱子膏 120g 文火收膏，以滴水为度，服法禁忌同前。

十三、肾本不足，膀胱失约

翁先生，男，64 岁。

《内经》曰"膀胱者，州都之官，气化则能出矣"，此小溲之关于肾与膀胱也。又云"诸病水液，澄澈清冷，皆属于寒"，此小溲之辨其寒与热也。今小溲频数清长，逢冬益甚。有时小溲自遗，腰俞乏力，晨起多痰，脉象濡弱之象显然，良由肾气内损则下元无权固摄，膀胱不约，则水泉难以久藏。治当益肾补气，以固下元为主，泛泛之剂不中用也。膏以代煎，试观后效。

大熟地 120g（砂仁 24g 同拌）		山萸肉 90g
怀山药 90g	潞党参 120g	炙黄芪 120g
炒白术 90g	制首乌 90g	桑椹肉 90g
补骨脂 90g	炒白术 90g	菟丝饼 90g
怀牛膝 90g	炒杜仲 90g	炒川断 90g
金狗脊 90g	桑螵蛸 90g	覆盆子 90g
煨龙骨 120g	煅牡蛎 120g	北五味 15g
抱茯神 90g	甘枸杞 90g	熟女贞 90g
白归身 60g	仙半夏 60g	新会皮 45g
制黄精 60g	核桃肉 180g	建莲肉 180g

制作：上味浓煎两次，滤汁去渣，加驴皮胶 120g、龟甲胶 120g、线鱼胶 60g（上胶陈酒烊化）煎熬，再入枇杷叶膏 100g、白纹冰糖 500g，文火收膏，以滴水为度，服法禁忌同前。

十四、肾阴内损，精伤遗浊

曹先生，男，36 岁。

淋出溺道，浊出精道，同门异路，分别宜详。浊证初愈，而腰髀多酸痛者，肾脏真阴内损也。晨起多痰，而腑行燥热者，阴亏虚热内燔也。水火不能相济，阴阳失其互抱，端宜滋肾益精、清肺润燥。复其固有则神气自充，调其不平则余波自静，膏以代煎，方候明正。

潞党参 90g	野於术 45g	生熟地（各）90g
山萸肉 45g	怀山药 90g	云茯苓 90g
炙甘草 15g	北沙参 45g（元米炒）	大麦冬（去心）45g
真川贝 90g	京元参 45g	甘枸杞 45g
淡苁蓉 45g	菟丝饼 45g	熟女贞 90g

芡实 120g　　　　怀牛膝 45g　　　　川黄柏 45g（盐水炒）

炒杜仲 90g　　　　炒川断 90g　　　　柏子仁 90g

瓜蒌仁 90g（杵）　　桑螵蛸 45g（炙）　　粉萆薢 45g

核桃肉 120g

制作：上味浓煎两次，滤汁去渣，加驴皮胶 120g、龟甲胶 120g（上胶陈酒烊化）煎熬，文火收膏，以滴水为度，服法禁忌同前。

十五、肾虚阳亢，类中晕厥

周先生，男，60 岁。

《内经》云："诸风掉眩，皆属于肝。"释之者曰："风气通于肝，凡外风之乘袭，无不消息相应，此一说也。肝藏血，血虚生风，其病之动态与外风相近，故属之，此又一说也。夫外来之风属实，因而掉眩扑厥者为真中。内生之风属虚，因而掉眩仆厥者为类中。"《内经》未言盛衰，而源流不可不辨也。尊恙骤然眩晕不能顾视，心悸足冷泛漾彻减，脉沉濡迟，乃肝肾并亏，厥阳上逆，脾胃受制，属内风，由于平日烦劳太过，也称脑贫血，慢性中风之候也。既属虚即宜补，既属肝肾即宜填实下焦，乘兹冬令，为拟膏方，减少其剂，请先试尝。

别直参 15g（另煎冲入收膏）　　　　　　制首乌 45g

白归身 45g　　　　大白芍 45g　　　　左牡蛎 120g

煅磁石 60g　　　　辰茯神 60g　　　　熟女贞 45g

炒枣仁 45g　　　　大熟地 90g

上肉桂 30g（上二味同捣）　　　　　　　山萸肉 45g

甘枸杞 45g	蛤蚧肉 45g	怀牛膝 60g
宋半夏 45g	新会皮 30g（盐水炒）	
黑芝麻 60g	潼白蒺藜（各）45g	龙眼肉 60g

制作：上味浓煎两次，滤汁去渣，加驴皮胶 120g、龟甲胶 120g（上胶陈酒烊化）煎熬，文火收膏，以滴水为度，服法禁忌同前。

十六、肾虚肝旺，头目眩晕

周松鹤先生，男，63 岁。

用脑眩晕，甚则汗泄，当责之虚，唯按脉弦劲而数，时有怫郁，肝火亦旺。夫肾主骨，骨藏髓，髓海属脑，肾虚不能充髓，更不能涵肝潜阳，则气火易逆，上扰清空。故《内经》曰："上气不足，脑为之不满，头为之苦倾，目为之眩。"又曰："岁水太过，风气流行，忽忽善怒，眩晕巅疾也。"际兹冬令闭藏，以拟滋补下元，清降风阳，以膏代煎，缓缓图治。

潞党参 90g	大熟地 150g（砂仁 18g 拌）	
潼沙苑 90g	绿豆衣 45g	白蒺藜 90g
白归身 60g	杭白芍 45g	炒池菊 45g
嫩钩藤（后下）90g	冬桑叶 45g（水炙）	冬青子 90g
煅牡蛎 180g	黑芝麻 90g（捣，包）	抱茯神 90g
山萸肉 45g	大天冬 45g	制首乌 90g
玳瑁片 45g	新会白 45g	核桃肉 180g

制作：上味浓煎两次，滤汁去渣，加驴皮胶 120g（陈酒烊化）煎熬，再入白纹冰糖 250g，文火收膏，以滴水为度，服法禁忌同前。

十七、肾虚血少，脱发耳鸣

屈夫人，女，64岁。

百病丛集，颇思分析明之。耳鸣腰酸，入冬肢冷，乃由肾阳之虚，肝火易升；发白坠脱，皮肤干燥，头晕目糊，寐艰惊骇，乃由肝血之亏。肝为先天所系，肾属生气之根，本元既弱，不可不养，唯纳食易饱，痰浊素多，则脾胃亦困，湿浊易聚，寓补于化，斯为得之尔。仿复方之组织，调诸恙之逆从，乘兹冬令，为制膏剂。

上党参 90g	野於术 45g	破麦冬 60g
云苓神（各）90g	炒枣仁 90g	柏子仁 90g
潼沙苑 90g	白蒺藜 90g	竹沥半夏 45g
甜杏仁 90g	苍龙齿 120g	黑料豆 90g
炒池菊 45g	炒熟地 90g（砂仁 24g 拌）	
制首乌 60g	白归身 60g	大白芍 45g
桑椹子 90g	甘枸杞 60g	女贞子 90g
怀牛膝 90g	炒杜仲 90g	川断肉 90g
生石决 120g	煅磁石 120g	炙鸡内金 60g
黑芝麻 90g		

制作：上味浓煎两次，滤汁去渣，加驴皮胶120g、龟甲胶120g（上胶陈酒烊化）煎熬，文火收膏，以滴水为度，服法禁忌同前。

十八、肾虚肝热，腰痛流泪

蔡君，男，40岁。

多立积劳，腰疼如折，脊痛难持，必体卧始愈，此肾气虚乏，《内经》所谓"肾盛怒不止则伤志，志伤则腰脊不可以俯仰屈伸也"。目时流泪，脉象沉滑，则肝经亦有湿热，《内经》所谓"火气燔目，见风泪下，火疾风生乃能雨也"。肝之与肾并处于下焦，同藏阴气，益精髓以实其下，佐清化以治其上，庶几两不相悖，膏滋代煎，拟方候正。

潞党参 90g	炒熟地 90g（砂仁 24g 同拌）	
清炙芪 90g	炒白术 45g	全当归 45g
大白芍 45g（酒炒）	云茯苓 90g	女贞子 90g
桑寄生 90g	炒池菊 45g	金毛狗脊 90g
厚杜仲 90g	川断肉 90g	甘枸杞 45g
冬桑叶 45g（饭蒸）	炒丹皮 45g	西秦艽 60g（酒炒）
怀牛膝 90g	新会皮 45g	焦苡仁 90g
谷精珠 45g	油松节 90g	核桃肉 120g

制作：上味浓煎两次，滤汁去渣，加驴皮胶 120g、鱼线胶 60g（上胶陈酒烊化）煎熬，再入白纹冰糖 500g，文火收膏，以滴水为度，服法禁忌同前。

十九、肾虚痰湿，口甜遗泄

赵君，男，38 岁。

少阴内亏，不能固蛰封藏于下，湿热内盛，失其清降肃化，肾与肺本为母子之脏，而互相生养，脾与胃各司升降之机，而同主生化，此乃遗泄时发、劳力口甘、夜间咳呛痰黏、脉象细滑、舌苔黄腻等症之所由来也。为拟坚阴以培其元，清化以除其标，膏滋代煎，缓缓调理。

上党参 90g	北沙参 45g（元米炒）	生熟地（各）90g
山萸肉 45g	甘枸杞 45g	京元参 45g
炒白术 90g	怀山药 90g	云茯苓 90g
炒泽泻 90g	炒玉竹 90g	川黄柏 45g
江枳壳 45g（麸炒）	佩兰叶 60g	新会白 45g
竹沥半夏 45g	金沸草 45g（包）	金樱子 45g
建莲须 24g	冬青子 90g	大芡实 120g
川断肉 90g	生熟薏苡仁（各）90g	光杏仁 90g
炒竹茹 45g	核桃肉 120g	

制作：上味浓煎两次，滤汁去渣，加驴皮胶 120g、鳖甲胶 120g（上胶陈酒烊化）煎熬，再入白纹冰糖 120g，文火收膏，以滴水为度，服法禁忌同前。

二十、肾虚寒湿，溲频痰嗽

翁先生，男，64 岁。

小溲频数，逢节益甚，入冬感寒，咳嗽易起，病虽在于肺与膀胱，根本实在于肾。肾为水火之脏，阴阳之窟，气化不及，约束无权，寒湿内停，痰浊斯生也，去冬调补能奏小效，际兹闭藏之令，再拟温养之方，膏滋代煎，即候明正。

上党参 150g	清炙芪 120g	野於术 45g
怀山药 90g	大芡实 120g	炙款冬 45g
仙半夏 45g	海浮石 90g	广陈皮 45g
炒苡仁 90g	苏子霜 90g（包）	清炙草 12g
大熟地 120g（砂仁 24g 拌）		山萸肉 60g
熟附子 30g	甘枸杞 90g	女贞子 90g
巴戟天 45g	云茯苓 90g	炒杜仲 90g

菟丝饼 45g	北五味 15g（打）	覆盆子 45g
桑螵蛸 45g	大红枣 120g	核桃肉 120g

制作：上味浓煎两次，滤汁去渣，加驴皮胶 120g、龟鹿二仙胶 120g（上胶陈酒烊化）煎熬，再入白纹冰糖 120g，文火收膏，以滴水为度，服法禁忌同前。

二十一、肾虚湿热，腰痛溲浊

宋先生，男，44 岁。

每入夏令，浊症辄发，小溲刺痛，已经三载，不耐劳作，头晕腰痛，足肿，脉象细滑。肾阴先亏于下，作强失职，湿热又壅于中，泌别不利，证属虚实并见。治宜补泻兼施、益肾强腰、理湿化浊。乘兹冬令，为制膏方，即候明正。

上党参 90g	绵芪皮 90g	野於术 45g
怀山药 90g	云茯苓 120g	炒泽泻 90g
粉萆薢 45g	仙余粮 150g	炒黄柏 45g
汉防己 60g	晚蚕沙 90g	生草梢 30g
五加皮 45g	焦苡仁 120g	桑椹子 90g
炒熟地 120g（砂仁 24g 同拌）		山萸肉 60g
女贞子 90g	炒杜仲 90g	川断肉 90g
怀牛膝 90g	绿豆衣 45g	煅牡蛎 150g
新会皮 45g	火麻仁 90g	黑芝麻 90g（包）
核桃肉 120g	白果肉 120g（打）	

制作：上味浓煎两次，滤汁去渣，加驴皮胶 120g、龟甲胶 120g（上胶陈酒烊化）煎熬，再入白纹冰糖 500g，文火收膏，以滴水为度，服法禁忌同前。

二十二、遗精（阴虚遗精）

案1 王左，肾为阴，主藏精；肝为阳，主疏泄。故肾之阴虚，则精不藏；肝之阳虚，则气不固。所谓阳强者，即肝脏所寄之相火强耳。乙木之阳不潜藏，甲木之阳乃漂拔，怵惕恐怖，甚至遗精。进以滋阴八味，病之大势遂定。以阴中伏热，由此而泄耳。然诸恙虽平，而遗精数日必发，发必有梦。皆由病盛之时，肝阳相火内吸，致肾阴虚而真水不能上承，心气虚而心阳辄从下坠。阳性本上，宜使之下；阴性本下，宜使之上。今阳下而阴上，遂令阳不能收，阴不能固，遗精之来，大率为此。拟补气以收心阳，壮水以升肾阴。即请正之。

炙绵芪 120g	炙熟地 90g	鸡头子 60g
煅龙骨 90g	煅牡蛎 120g	台麦须 39g(另煎，冲入)
炙生地 120g	生山药 90g	龟甲胶（化入）90g
奎党参 90g	潼沙苑（盐水炒）90g	桑螵蛸 60g
於潜术（炒）60g	茯苓神各 45g	大天冬 60g
萸肉炭 45g	柏子仁（去油）60g	清阿胶（化）60g
甘杞子 90g	生熟草（各）12g	杭白芍（酒炒）45g
大麦冬（去心）60g	酸枣仁 60g	肥知母（去毛，炒）60g
远志肉 24g	益智仁 30g	龙眼肉 90g

上药共煎浓汁，入水再煎，连煎三次，去枯渣收膏。

或加白冰糖 90~120g，熬至滴水成珠为度。每晨服一调羹，开水冲服。

案2 徐左，夫精、气、神者，人身之三宝也。论先天之生化，则精生气，气生神；论后天之运用，则神役气，气役精。人身五脏，各有所藏。心藏神，肾藏精，精藏于肾，而主于心。心君泰然，肾精不动，是为平人。尊体气阴两亏，坎离失济，心虚易动，肾虚不藏。神动于中，精弛于下，此梦遗旧恙所由起也。递进膏滋，遗泄渐减，药能应手，未始无功，唯是补牢已晚，亡羊难复，久遗之后，肾阴大伤。肾者主骨，骨中有髓，肾之精也。腰为肾之外候，脊乃肾之道路，肾精去失，骨髓空虚，脊痛腰酸在所必见。肝为乙木，中寄阳魂；胆为甲木，内含相火。肾水既亏，岂能涵木？木失所养，水去火飞，相火不能潜藏，肝阳易于上亢。清空不空，则为头眩；清窍阻塞，则为耳鸣。阴虚于下，火泄于上，上实下虚，亦势所必然矣。症势各类，治本一途，掣要提纲，补精必要安其神，安神必要益其气，治病必求其本也。壮水以涵其木，滋阴以潜其阳，子虚补母，乃古法也。仍宗前意，再订新方。补气安神，育阴固泄，仿乙癸同源之治，为坎离固济之谋。复入血肉有情，填益精髓，复元精之走失，补奇脉之空虚，为日就月将之功，作一劳永逸之计。是否有当，即正高明。

台参须 45g	潞党参 90g	大熟地 180g（砂仁拌）
炙绵芪 120g	炒怀药 60g	朱茯苓 90g
酸枣仁 90g	炙远志肉 30g	清炙草 18g
明天冬 60g	大麦冬 60g	厚杜仲 90g（盐水炒）
甘杞子 60g	川断肉 60g（盐水炒）	桑椹子 90g
制首乌 120g	广陈皮 30g	北秫米 90g（炒，包）
宁子淡 120g	煅牡蛎 120g	紫贝齿 120g
紫石英 90g	胡桃肉 20 枚（盐水炒去紫衣）	

五味子 18g	金樱子 30g（包）	剪芡实 90g
川黄柏 60g	熟女贞 60g	猪脊髓 20 条（酒洗）
红枣 120g	鳔胶 60g（熔化收膏）	

上药煎四次，取浓汁，加龟甲胶 120g、清阿胶 120g，均用陈酒炖烊，再将鳔胶和入白纹冰 240g，熔化收成膏。

每早晚各服二匙，均用开水化服。如遇外感暂停。

案 3　吴左，向有遗精，有时其从上冲，则心悸警怖，不由自主，甚则头晕，满面作麻，牵及四肢。迭投壮水潜阳，甚合病机。足见阴精内亏，坎中之阳不藏。少阳内寄相火，冲阳上逆，则胆木撼动，阳得化风上旋。宜以柔养镇静之品，俾水中之火不致飞越，阴精自臻固摄耳。

大熟地 180g	奎党参 90g	湖莲肉 60g
大生地 120g	生於术 60g	甘杞子 90g
炒芡实 60g	大麦冬 60g	潼沙苑 90g
煅龙骨 90g	金石斛（擘开）90g	粉丹皮 45g
女贞子（酒蒸）60g	生熟草各 90g	炒山萸肉 45g
柏子仁（去油）45g	生牡蛎 240g	建泽泻 30g
杭白芍（酒炒）45g	缩砂仁 21g（另煎，和入）	
生山药 60g	淡秋石 12g	鱼鳔胶 60g

白冰糖 90g 收膏。每晨服一调羹。

案 4　鲍左，遗泄频来，数年不愈，每至遗后，饮食转增，若暂止之时，饮食转退。盖脾胃之运化，原藉命火之蒸变而为出入，肾水有亏，坎中之阳不能潜藏，拟以介类潜之。

生地炭 90g	炒鸡头子 60g	酒炒女贞子 60g

元米炒西党参 90g	熟地炭 120g	旱莲草 60g
炒山药 60g	朱茯苓 90g	煅龙骨 90g
牡蛎（盐水煅）120g	潼沙苑 60g	炒於术 45g
金色莲须 18g	龟甲心（刮白，炙）240g	
柏子仁 60g	远志肉 21g	大淡菜 90g

上药煎汁收膏。

案 5　董左，心火炎上，水从下吸，斯火不上腾；肾水就下，火从上絷，斯水不下沦。水之与火，两相交济者也。

每心事急迫，辄气从下注，有似阴精欲泄之象，皆由心肾两虚，不能相济。时为眩晕，亦阴不足而阳上升也。拟交补心肾，参以息肝。

人参须 15g（另煎，浓汤和入）		大熟地 210g
远志肉（炒）18g	柏子霜 60g	奎党参 150g
元武板（炙）300g	潼沙苑（盐水炒）90g	山萸肉 45g
生熟於术各 60g	煅龙骨 90g	鸡头子（炒）90g
杭白芍（酒炒）45g	黑头衣 90g	制首乌 120g
炙绵芪 90g	生牡蛎 120g	池菊花 60g
炒山药 90g	炙黑草 21g	当归炭 60g
甘杞子 90g	白茯苓 90g	炒枣仁（研）45g
泽泻（盐水炒）30g	阿胶 90g	冰糖 90g

二十三、眩晕（阴虚眩晕）

案 1　任左，上则眼目昏花，下则阳道不通，有时火升面热，稠厚之痰从喉间咯出。或谓真阳式微，阳道闭塞，则眼目昏花，火升面热，又系阴虚阳升明证。如以阳道不通与火升目花分为两途，则欲养其阴，必制阳光，欲助阳光，必消阴翳。或者阴阳并虚，水火皆乏，庸有是理。然果水火皆乏，安能形气皆盛、起居无恙乎？细察阳道不通，断非阳衰不振。所以阳道不通，与阳气衰乏者，判如霄壤也。脉象弦大，尤为阳气有余之征。拟每晨进育阴以潜伏阳气，每晚进清化痰热。备方如下：

大生地 180g	制首乌 120g	生甘草 21g
大熟地 120g	黑豆衣 90g	大天冬 60g
生牡蛎 120g	煅磁石 90g	大麦冬 60g
海蛤粉 120g	川石斛 120g	奎党参 120g
生山药 90g	浙茯苓 90g	川贝母 60g
西洋参 60g	甘杞子 90g	大元参 90g
生於术 60g	粉丹皮 60g	女贞子（酒蒸）90g
石决明（打）120g	池菊花 45g	橘红（盐水炒）30g
酒炒白芍 45g	潼沙苑（盐水炒）90g	牛膝（盐水炒）9g
泽泻 45g		

上药煎三次，去渣，用清阿胶 90g、龟甲 90g、鱼鳔胶 60g 熔化冲入收膏，每晨服一调羹。再另用陈海蜇 1200g，洗极淡，用清水煎烊，渐渐收浓，加荸荠汁 180g 冲入，更加白冰糖 60g 收膏，每晚将卧时服半调羹。俱用开水冲服。

案2 薛左，平索痰多，渐起眩晕。始清痰热，未能速效。继进育阴以潜阳气，眩晕才得退轻。盖脾为生痰之源，胃为贮痰之器。升降之机，肝合脾，主左升，胆合胃，主右降。唯胃有蕴聚之痰，斯胆失下行之路，于是甲木生火，火即化风，久之而水源亦耗。所以育阴之济，获效于后也。宜循经验之法调理。

炙生地 150g	奎党参 90g	粉丹皮 60g
滁菊花 30g	黑玄参 60g	生於术 30g
杭白芍（酒炒）45g	广橘红 30g	竹沥半夏 45g
生甘草 15g	萸肉炭 30g	川石斛 90g
生牡蛎 120g	茯苓块 60g	南花粉 45g
川贝母（去心）45g	海蛤粉 90g（包煎）	大天冬 60g
石决明（打）120g	煨天麻 45g	肥玉竹 60g
白蒺藜（去刺，炒）90g		泽泻 45g

上药宽水煎三次，去渣，再煎极浓，用清阿胶、龟甲胶熔化，冲入收膏。每晨服一调羹，开水冲服。

案3　秦左，阴亏不能制木，木旺化风，风壅阳络，头痛时作时止，风性鼓荡，心中怔悸。冲龄正在生发之秋，何至阴亏之疾？盖其阳气日充，禀先天不足之躯，阴即不能配合阳气，相衡之下，不能相偶者，即形其相绌也。宜壮水之主，以配阳光。

大熟地 90g	川芎 30g	茯苓 60g
酸枣仁（炒打）60g	石决明（打）90g	大生地 90g
炒杞子 60g	泽泻 45g	元武板 300g
生甘草 9g	炒香玉竹 60g	酒炒杭白芍 45g
桑叶 45g（另煎，冲入）	广皮 30g	上党参 90g
炙鳖甲 210g	炒菊花 30g	黑山栀 60g
煅牡蛎 90g	白归身 60g	大有芪（炙盐水）60g
粉丹皮 60g	野於术 45g	潼沙苑（盐水炒）90g

黑大豆 60g　　　　龙眼肉 60g

共煎浓汁，加真阿胶 90g 熔化冲入收膏。

二十四、耳鸣（阴虚耳鸣）

黄左，痰热有余，甲木少降，乙木过升，致痰生热，热生风，为耳鸣，为重听。胃为中枢，凡风阳必过阳明而后上旋。阳明为十二经之总司，所以肩臂背肋不时注痛，所谓下虚而上实也。拟壮水育阴，以涵肝木，而以清化痰热参之。

大生地 240g　　　　净柴胡 21g（另煎汤，收膏时冲入）

白蒺藜 90g　　　　生山药 60g　　　　西洋参 120g

龟甲胶 120g（熔化，冲）　　　　　　清阿胶 60g（熔化，冲入）

炒杞子 90g　　　　橘红（盐水炒）30g

竹沥 150g（滴入姜汁三分，冲）　　　茯苓 30g

枳实 30g　　　　　大麦冬 120g　　　橄榄膏 150g（冲入）

上绵芪（盐水炒）60g　竹沥半夏 60g　　稽豆衣 90g

粉丹皮 60g　　　　奎党参 120g　　　黑山栀 60g

煅磁石 120g　　　　怀牛膝（盐水炒）90g　杭白芍（酒炒）90g

泽泻 45g　　　　　秦艽 45g

上药共煎浓汁，加白蜜 90g，冲入收膏。每晨服一调羹，开水冲服。

二十五、多寐（少阴病多寐）

盛左，脉象濡滑，左尺少力，右尺沉细。壮盛之年，虽不至疾痛缠绵，而神情疲弱，时多迷睡。考伤寒六经，唯少阴篇有欲寐之文。良由命阳不振，阴浊弥漫，胸中阳气失旷。宜于调摄之中，仍寓扫荡阴霾之意，庶与少阴篇之章旨符合也。

炙绵芪 120g	制半夏 90g	别直参 60g（另煎，冲入）
菟丝子（盐水炒）60g	炒杞子 90g	厚杜仲 90g
潼沙苑（盐水炒）60g	大生地（姜汁炙）90g	奎党参 60g
熟附片 21g	杭白芍（酒炒）45g	补骨脂（盐水炒）90g
广橘红 39g	淡苁蓉 45g	制首乌（切）180g
炒於术 75g	山萸肉 45g	淡干姜 15g
白茯苓 90g	炙黑草 18g	枳实 24g
肥玉竹 60g	泽泻 75g	霞天曲（炒）60g
陈阿胶 60g（熔化，冲入）		
血鹿片 9g（另煎冲，渣焙干，研末和入）		

上药宽水煎三次，去渣再煎极浓，加白冰糖 60g 收膏。每晨服一调羹，开水冲服。

二十六、龟背（肝肾空乏）

徐左，任行于前，督引于后，又督脉者，所督护气血经络者也。龟背高凸，先天禀赋有亏；两膝膑时作酸痛，肝肾之空乏已甚；神疲力少，时或凛热，亦固其宜矣。治宜大益肝肾，并补八脉。

大熟地（姜汁炒）120g	炒杞子 60g	茯苓 60g
炒牛膝 60g	炙草 90g	大生地（煎汁炒）60g
大有芪 90g	制半夏 60g	金毛脊（去毛，切）90g
白归身（炒）45g	杭白芍（酒炒）60g	东洋参（炒）60g
川断肉 60g	新会皮 30g	干苁蓉 30g
泽泻 45g	野於术 60g	厚杜仲 60g
熟地片 90g	粉丹皮 30g	炒山药 60g

山萸肉 30g　　　　　制首乌 90g　　　　　菟丝子（盐水炒）60g

上药煎浓汁，加龟甲胶 60g、真阿胶 60g、鹿角胶 90g收膏。

病 在 心

一、心肺虚弱，胸痛心悸

唐先生，男，39 岁。

心主营，肺主卫，二者交弱失其和谐，则胸痛心悸，四末易冷，因心神不宁而睡寐多梦，肺液不布，而咯吐黏痰，传于腑而肠燥便难，形于脉而濡缓无力，皆一家为之也。进桂枝新加汤而奏效者，以具有强心调荣和卫之功也，即本斯旨，制为膏方。

上党参 90g　　　　　西绵芪 90g　　　　　破麦冬 45g

川桂枝 9g　　　　　　大白芍 90g（上二味同炒）

炙远志 24g　　　　　炒枣仁 30g　　　　　野於术 5g

云茯苓 90g　　　　　川石斛 90g　　　　　甜杏仁 90g

竹沥半夏 45g　　　　柏子仁 90g　　　　　山萸肉 45g

甘枸杞 60g　　　　　女贞子 90g　　　　　白蒺藜 10g

黄郁金 45g　　　　　橘白络（各）45g　　　炙款冬 45g

川百合 45g　　　　　合欢花 45g　　　　　火麻仁 60g

核桃肉 120g

制法：上味浓煎两次，滤汁去渣，加驴皮胶 120g、龟鹿二仙胶 120g（上胶陈酒烊化）煎熬，再入白纹冰糖 500g 文火收膏，以滴水为度，服法及禁忌同前。

二、心肺虚弱，惊悸咳血

奚太太，女，65 岁。

肝肾既亏于先，心肺更弱于后，厥阳化风则为头晕，卫阳不布则为形寒，神不安舍则惊悸，气不清肃而咳血，因之脾困于中，胃失和降，则脘痞泛漾纳呆，体痛等恙，随之起矣。夫五脏为阴，所藏不同，诸症皆虚，所损有别，治宜养血安神息风潜阳，滋阴以填其下元，清气以养其上焦，合多方治疗作有力之培养，其庶几乎。膏以代煎，方候明正。

人参须 30g（另炖汁，冲入收膏）		北沙参 45g（米炒）
炒熟地 120g（砂仁 24g 拌）		制首乌 45g
炒冬术 60g	大麦冬 45g（去心）	炒玉竹 60g
潼白蒺藜（各）90g	甘枸杞 45g	冬青子 60g
白归身 45g	大白芍 45g	绿豆衣 45g
抱茯神 90g	青龙齿 90g	炒枣仁 90g
炒川仲 90g	桑寄生 90g	绵芪皮 90g
仙鹤草 45g	甜杏仁 90g（去皮尖）	川浙贝（各）45g
池菊炭 45g	生薏苡仁 90g	江枳壳 45g
香谷芽 90g		

制法：上味浓煎两次，滤汁去渣，加驴皮胶 180g（上胶陈酒烊化）煎熬，再入枇杷膏 180g、白纹冰糖 180g 文火收膏，以滴水为度，服法及禁忌同前。

三、心肺劳损，心悸气短

范某，男，29岁。

咳嗽经久，迭与培养气阴，午后潮热、入夜盗汗均除，气短心悸，睡寝多梦，脉仍细数，嫌其不静，心营肺卫交亏，肾阴不足以济之，肝火有余以扰之，拟滋水清金平木，本胜复之理，制培养之方，膏以代煎，即候明正。

西洋参 30g（另炖汁，冲入收膏）		北沙参 90g（元米炒）
天麦冬（各）60g	甜杏仁 30g	真川贝 90g
冬虫夏草 45g	金沸草 45g	海蛤壳（打）120g
浮小麦 120g	绵茋皮 90g	生熟地（各）90g
山萸肉 45g	冬青子 90g	炒枣仁 90g
抱茯神 120g	苍龙齿 120g	生薏苡仁 90g
新会白 45g	大红枣 120g	糯稻根须 120g
枇杷叶 90g（炙）	炒竹茹 45g	

制法：上味浓煎两次，滤汁去渣，加驴皮胶 120g、鳖甲胶 120g（上胶陈酒烊化）煎熬，再入白纹冰糖 300g 文火收膏，以滴水为度，服法及禁忌同前。

四、心肝血虚，少寐梦扰

钱先生，男，45岁。

去冬合桂枝新加汤、天王补心丹、半夏秫米汤、十味温胆汤数者之力以求治失眠，颇能奏效，唯苦易醒多梦，此心神肝魂尚未安静也，不耐烦劳，难受刺激，形寒肢冷，脉象濡缓，气衰弱亦未复原，时日既多，原因又杂，再本复元之制度，乘冬令以调养。

太子参 45g	京玄参 45g	炒丹参 45g
大麦冬（去心）60g	大黄芪 60g	炒於术 45g
怀山药 45g	云苓神（各）90g	宋半夏 45g
北秫米 90g	合欢花 45g	金针菜 45g
菖蒲根 12g	江枳壳 45g（竹茹 45g 同炒）	
炒熟地 120g（砂仁 24g 同炒）		制首乌 60g
白归身 45g	川桂枝 12g	大白芍 45g（上两味同炒）
炒枣仁 90g	炙远志 30g	苍龙齿 15g
紫贝齿 15g	黄附块 45g	潼白蒺藜（各）30g
建莲肉 120g	龙眼肉 120g	

制法：上药浓煎两次，滤汁去渣，加驴皮胶 120g、龟甲胶 120g（上胶陈酒烊化）煎熬，再入白纹冰糖 500g 文火收膏，以滴水为度，服法及禁忌同前。

五、心火痰热，心烦不寐

汤先生，男，36 岁。

夜寐易醒，醒后心烦不能安卧，必须起坐工作方能再睡，此亦失眠中特殊证候也。按脉弦滑而数，数为热邪，滑则痰阻，弦为木旺，乃操劳烦心引动志火，夹痰中阻，神魂不宁也。治以黄连阿胶汤为主，天王补心丹为佐，调其偏胜，制其不平，乘此冬令，为制膏方，能蠲痼疾。

太子参 45g	北沙参 45g	细生地 120g
川雅连 12g（水炒）	竹叶茹（各）45g	江枳壳 45g
大麦冬 45g	北秫米 90g	宋半夏 45g
福泽泻 90g	冬青子 90g	怀牛膝 90g

带心连翘 90g	京元参 60g	紫丹参 45g
生枣仁 90g	青龙齿 150g	珍珠母 150g
生石决 150g	白蒺藜 90g	合欢花 45g
夜交藤 45g	辰茯神 120g	炒川贝 60g
黑灯心 20束	黑芝麻 90g	

制法：上味浓煎两次，滤汁去渣，加驴皮胶 120g、别甲胶 120g（上胶陈酒烊化）煎熬，再入白纹冰糖 500g 文火收膏，以滴水为度，服法及禁忌同前。

六、心肾不交，遗精失眠

李先生，男，38 岁。

心属婴孩，于卦为离，阳中含阴，肾属姹女，于卦为坎，阴中含阳，道家有黄婆媒合之说，大易著水火既济之说，盖心肾能交于上下，斯阴阳臻于平秘也。今遗精失眠、头晕腰酸、咽干多梦、臆气痰黏、脉细滑数，俱阴虚而虚火不潜，津伤而湿热内蕴所致。得之多时，难求近效。坚阴益肾，安神清心，仿六味地黄丸、天王补心丹法。膏滋代煎，拟方候正。

潞党参 90g	京元参 45g	生熟地（各）90g
山萸肉 45g	怀山药 45g	朱茯神 90g
粉丹皮 45g	炒泽泻 90g	紫丹参 45g
柏子仁 90g	炒当归 45g	生白芍 90g
女贞子 90g	青龙齿 90g	炒枣仁 90g
天麦冬（各）45g	煅牡蛎 150g	炒池菊 45g
炒川仲 90g	川断肉 90g	川黄柏 45g（盐水炒）
湘莲须 25g	炒玉竹 45g	甜杏仁 90g
橘叶白（各）30g	竹沥半夏 45g	天花粉 30g

核桃肉 120g

制法：上味浓煎两次，滤汁去渣，加驴皮胶 120g（上胶陈酒烊化）煎熬，再入金樱子膏 120g、白纹冰糖 180g 文火收膏，以滴水为度，服法及禁忌同前。

七、心肾阴虚，眩晕少寐

王先生，男，36 岁。

《内经》云"诸风掉眩皆属于肝"，又云"髓海不足，则脑转耳鸣胫酸眩晕"，又云"邪之所在，皆为不足"。故上气不足，脑为之不满，头为之苦倾，目为之眩，是头晕为病，俱由肾虚而水不涵木，肝虚而厥阳化风上扰清空之所致也。阴虚则心肾不交，神不安舍故兼寐艰，睡而不酣，《内经》所谓"人卧而不安，脏有所伤"，又云"阴气虚则目不瞑"者是也。今春曾见咯血，按察脉象细数。际兹冬令闭藏，为拟育阴潜阳、养血宁神，膏以代煎，缓缓调理。

潞党参 120g	大熟地 120g	京元参 90g
炒归身 45g	炒白芍 45g	煅石决 120g
绿豆衣 45g	山萸肉 45g	怀山药 90g
潼沙苑 90g	白蒺藜 90g	池菊花 45g
玳瑁片 45g	抱茯神 90g	青龙齿 12g
煅冬青子 90g	甘枸杞 45g	嫩枸杞 90g
甜桑椹 90g	黑芝麻 90g	江枳壳 45g（麸炒）
炒竹茹 45g	北秫米 90g	夜交藤 45g
龙眼肉 180g	核桃肉 180g	

制法：上味浓煎两次，滤汁去渣，加驴皮胶 120g、龟甲胶

120g（上味陈酒烊化）煎熬，再入白纹冰糖 240g 文火收膏，以滴水为度，服法及禁忌同前。

八、心肺肾虚，气短遗泄

胡先生，男，64 岁。

心肺肾三脏俱亏，则失清肃宁静固摄之力，更兼气弱积湿，血虚蕴热，遂使痰多气短、心悸寐难、口干遗泄、肌肤作痒，诸恙纷呈，苔腻脉象细滑。治拟养阴肃气、清营安神、涤痰化湿。合数者之能，仿复方之列，膏滋代煎，即请主裁。

别直参 90g（另炖汁，冲入收膏）		北沙参 45g（元米炒）
破麦冬 45g	川石斛 45g	炒於术 45g
云苓神（各）90g	竹沥半夏 45g	光杏仁 90g
生薏苡仁 120g	炒枣仁 90g	夜交藤 45g
合欢花 45g	煅牡蛎 150g	黑芝麻（捣仓）90g
炒杜仲 90g	生熟地 60g	鲜首乌 90g
山萸肉 45g	女贞子 90g	甘枸杞 60g
桑椹子 90g	柏子仁 90g	苏子霜（包）90g
新会皮 45g	白鲜皮 45g	京赤芍 60g
绿萼梅 24g	核桃肉 120g	

制法：上味浓煎两次，滤汁去渣，加驴皮胶 120g、龟甲胶 120g（上味陈酒烊化）煎熬，再入金樱子膏 150g、川贝粉 45g（炒黄），白纹冰糖文火收膏，以滴水为度，服法及禁忌同前。

病后体虚的调理

案 1 陈君，12 月 10 日。

疟疾经久，愈而浮肿，气血之耗可知肝脾之弱，亦显营卫不谐，则易感时邪，形寒头胀。气湿内阻，则胸脘不畅，微有痰浊。脏真亏乏则夜寐不熟，操劳疲惫则诸恙随之而起。脉形濡缓，舌苔薄腻。季前冬令闭藏，端宜补剂培养。

上党参 120g	清炙芪 120g	炒熟地 120g（砂仁 18g 拌）
炒白术 90g	白归身 45g	怀山药 90g
制首乌 60g	仙半夏 45g	炒白芍 45g
陈皮 45g	云茯神 90g	炒枳壳 45g
炙款冬 45g	浙贝母 90g	炙远志 45g
炒枣仁 90g	山萸肉 45g	炒泽泻 90g
补骨脂 45g	焦薏苡仁 90g	甘枸杞 45g
炒川断 90g	光杏仁 90g	清炙草 120g
大红枣 120g	核桃肉 120g	

加驴皮胶 120g、霞天胶 120g、冰糖 240g 收膏。

案 2 胡先生，12 月 10 日。

经感冒病，初进辛清通阳，继进苦温消补，终进培益中气，竟收全功。疼痛未发，唯入冬无寒，中脘又觉痞滞，起居饮食均感神疲。诊脉濡缓，察舌黄腻。夫中气之鼓舞，全待脾脏健运，脾为至阴，恶寒而喜温。中阳式微，气机不利，当拟温运健中，不重却病，而病自潜消，所谓进一层治法也。膏以代药，方候明正。

野山人参 30g	清炙芪 90g	炒熟地 90g（砂仁 18g 拌）
炒当归 60g	炒於术 60g	淡干姜 120g
云茯苓 90g	白蒺藜 90g	怀山药 90g
新会皮 45g	枳实炭 45g	清炙草 15g
香橼皮 45g	仙半夏 60g	炒泽泻 90g
炙鸡金 45g	佛手片 30g	炙香附 45g
炙远志 45g	老薤白 30g	瓜蒌仁 90g
煨红枣 120g		

加驴皮胶 120g、霞天胶 120g、冰糖 240g 收膏。

案3　张先生，12 月 12 日。

耳病手术后，气血大耗也，未复原，记忆薄弱，易于感冒，右膺隐痛，劳力则腰酸，脉大而缓，舌苔光剥。季前冬令闭藏，端宜平补脏真。

上党参 120g	川石斛 90g	清炙芪 120g
北沙参 60g（玄参炒）	破麦冬 60g	生熟地（各）120g
制首乌 60g	白归身 45g	潼沙苑 90g
炒白芍 45g	山萸肉 45g	抱茯神 90g
炒枣仁 90g	桑寄生 90g	肥玉竹 90g
甜冬术 90g	炒川仲 90g	甘枸杞 45g
炒续断 90g		

加驴皮胶 120g、龟甲胶 120g、白纹冰糖 240g 收膏。

案4　沈先生，11 月 26 日。

因肺病而四肢痿软，行走乏力，此《内经》所谓肺热叶焦则生痿躄也。入冬进益水培土，清热涤痰，而诸恙能除，亦《内经》"治痿独取阳明"之旨也。唯唇红形瘦，脉象软弱，阴气未充，精血未旺。原拟清补固本，用膏滋代药。

潞党参 90g	清炙芪 90g	甜冬术 60g
北沙参 60g（炒）	川石斛 60g	怀山药 90g
大麦冬 90g	生熟地（各）90g	肥玉竹 90g
甜桑椹 90g	怀牛膝 45g	白归身 45g
炒续断 45g	大白芍 45g	净连翘 90g
甜杏仁 90g	忍冬藤 90g	生薏苡仁 90g
核桃肉 180g	抱茯神 90g	熟女贞 90g
天花粉 90g	驴皮胶 120g	枇杷叶膏 180g
冰糖 25g		

其 他

一、口臭

案 1 吕先生，12 月 10 日。

咳嗽痰多，入寒加厉，记忆薄弱，不耐操劳，口臭，梦繁，头晕目眩，皮肤湿疹，浸淫作痒，曾经咳血，并染流注，迄今右腕筋胀，按之坚硬。肺肾之阴并亏，湿热之邪内蕴，清肃无权，作强乏力；脑府失其清明，心神不能朗照，症情错杂，虚实混淆。此拟一剂，着力调其逆从，所憾不能各药兼顾，难求熨帖。

生熟地各 90g	炒冬术 60g	生白果 120g（去壳）
吉林参须 30g（另煎，冲入收膏）		炙款冬 45g
怀山药 90g	抱茯神 120g	甜杏仁 90g
苍龙齿 150g	川浙贝（各）60g	北沙参 45g（玄参炒）
黑料豆 90g	炒池菊 45g	全当归 45g
大麦冬 60g（去心）	粉草薢 60g	川楝子 45g
福泽泻 90g	橘皮核（各）45g	竹沥夏 45g
山萸肉 60g	大芡实 120g	炒川杜 90g
炒枣仁 90g	核桃肉 120g	生薏苡仁 120g

加驴皮胶 120g、龟甲胶 120g、冰糖 240g 收膏。

案2 贾先生，12月2日。

《内经》论传化之府，曰胃、大肠、小肠、三焦、膀胱五者，传化物而不藏，故实而不能满。盖胃主降，肠主畅，后人六腑以通为补之说即本于此。今湿热奇重，蕴于阳明，熏蒸于上则为口臭，固结于下则为便难；津液受其消烁，则为肤燥足跟坼裂；脉象弦数，舌苔黄腻。为拟清热化湿、和胃疏肠，不补之补胜于补，此多矣。膏滋代药，方候明正。

细生地 15g	甜冬术 60g	京玄参 90g
云苓 90g	鲜石斛 90g	肥玉竹 45g
全瓜蒌 180g（皮、子各半）		北沙参 60g
香佩兰 90g	生白芍 60g	净连翘 90g
淡竹茹 45g	江枳壳 45g	新会皮 45g
地骨皮 45g	西洋参 30g	大天冬 45g
全当归 45g	黑芝麻 120g（包）	
生熟薏苡仁（各）90g		

加驴皮胶 180g、白蜜 25g、白糖 180g 收膏。

案 3　沈兄，12 月 28 日。

风疹屡发，痰多口臭，头昏晕眩，腑行燥结，纳食难化，脉濡舌光。血分蓄热，易受外邪；风阳上升，九窍不利；内热则胃强，伤阴则脾约。症虽多方并呈，病实一端所致。治拟甘寒之属，佐以辛凉，先使营血能清，断其遗患。膏滋代药，方候明正。

生熟地（各）90g	西绵芪 90g	鲜首乌 90g
上党参 90g	大麦冬 45g	绿豆衣 45g
京玄参 45g	白池菊 45g	粉丹皮 45g
水炙桑叶 45g	京赤芍 45g	肥玉竹 45g
炒银花 90g	炒知母 45g	净连翘 90g
干芦根 120g（去节）	瓜蒌仁 90g	川浙贝各 60g
竹沥夏 45g	光杏仁 90g	陈广皮 45g
生白芍 45g	煅石决 120g	紫丹参 45g
黑芝麻 90g	赤茯苓 90g	驴皮胶 120g
冰糖 25g		

二、吐血

王左，劳伤中气，火载血行，血从上溢，失血成杯而至。治以清理胃气、和营降火，血得循止。然一涉劳力，又复带红。此络未坚固，中气未复，故一经火动，血即随之。拟益其中气，清其肺脏，补其肾水。中气足则火莫能犯，肺气清则木不妄动，肾水足则火有所制矣。

炙绵芪 60g   炙生地 150g   茜草炭 30g

赤、白芍（各）24g   泽泻 60g   西潞党参 90g

龟甲心（刮白，炙）150g   川石斛 120g

炒黑丹皮 30g   制西洋参 60g   炒牛膝 90g

生山药 120g   牛扁豆衣 120g   炒麦冬 60g

川贝母 60g

茯苓、神（各）60g   真阿胶 60g（熔化，冲入）

上药共煎浓汁收膏。每晨服一调匙。

妇 科

月 经 病

一、冲任失调，月经先期

李小姐，女，18 岁。

月事先期，头晕寐艰，腹胀肢冷，脉来细小而弱，此肝肾阴亏，冲任不固也。阴虚则生内热，厥阳上升，心神摇荡，荣卫失谐，气机易滞，欲除枝节之痛，当培其本，为订滋养之剂，以膏代煎。

上党参 90g	西绵芪 90g	炒於术 45g
白归身 45g	大白芍 45g（桂枝 8g 同炒）	
绿豆衣 45g	炒枣仁 90g	辰茯神 90g
夜交藤 45g	左牡蛎 150g	生熟地（各）90g
山萸肉 45g	桑椹子 90g	肥玉竹 45g
怀山药 60g	甘枸杞 60g	女贞子 90g
炒杜仲 90g	菟丝饼 45g	橘叶皮（各）45g
川楝子 45g	侧柏炭 45g	藕节炭 20 枚
核桃肉 120g		

制作：上味浓煎两次，滤汁去渣，加驴皮胶 120g、龟甲胶 120g（上胶陈酒烊化）煎熬，再入白纹冰糖 300g，文火收膏，

以滴水为度，服法禁忌同前。

二、血虚气郁，月经先期

姚夫人，女，38 岁。

女子以肝为先天，肝系藏血之脏，而气机善于郁结，肾阴所养，而冲任为其隶属。今经行先期或腹痛或泛漾，平日头晕目倦，夜寐口干，间见胸脘痞痛，舌淡红苔薄腻，脉濡软带弦，乃真阴亏损不能柔肝，虚阳上扰，脾胃受制。治宜滋润以填补其下，芳香以舒运其中。膏以代煎，方候明正。

吉林参须 30g（另炖汁，冲入收膏）		炒熟地 120g
蒸於术 45g	怀山药 90g	云苓神（各）30g
绿豆衣 45g	白归身 45g	炒白芍 45g
潼沙苑 90g	制首乌 45g	甘枸杞 45g
菟丝饼 45g	女贞子 90g	煅牡蛎 120g
甜桑椹 90g	白蒺藜 90g	白池菊 45g
炒川仲 90g	炒萎皮 90g	川楝子 45g
黄郁金 45g	白蔻衣 24g	江枳壳 45g
炒竹茹 45g	海螵蛸 90g	核桃肉 120g

制作：上味浓煎两次，滤汁去渣，加驴皮胶 120g（陈酒烊化）煎熬，再入白纹冰糖 500g，文火收膏，以滴水为度，服法禁忌同前。

三、阴虚内热，月经先期

徐夫人，女，35 岁。

经行先期，甚则一月再至，头晕目糊，食后泛漾，带下绵绵，大便燥结，劳力则腰俞肩胛酸痛，脉象细数，营血内亏，肝火偏溢，影响于奇经空窍，波及于脾胃大肠。为议坚阴潜阳、清热润肠，使营养能调，扰攘自取。膏以代煎，方候明正。

上党参 90g	生热地 90g	白归身 60g
生白芍 45g	京云参 45g	炒池菊 45g
煅牡蛎 150g	侧柏叶 45g	旱莲草 45g
银花炭 90g	女贞子 90g	炒条芩 45g
柏子仁 90g	黑芝麻 90g	炒川仲 90g
桑寄生 90g	怀牛膝 90g	海螵蛸 90g
炒冬术 45g	怀山药 45g	潼沙苑 45g
原金斛 90g	云茯苓 90g	江枳壳 45g
炒竹茹 45g（上两味同炒）		核桃肉 120g

制法：上味浓煎两次，滤汁去渣，加驴皮胶 120g、鳖甲胶 120g（上胶陈酒烊化）煎熬，再加蜂蜜 120g，白纹冰糖文火收膏，滴水为度，服法禁忌同前。

四、血虚湿热，经先带下

邱太太，女，36 岁。

睡寝易醒，头晕耳鸣，肢麻，体重减轻，经行先期，带下甚多，腑行燥结，便后夹血，脉现濡细。症象错杂，纠缠三载，无一非血虚所致也。心主血，脾统血，肝藏血。血主濡之，以养脏腑，肢骸经络，又无一非三阴之亏也。亟宜柔润之剂，以益亏损之体。庶免因虚入损，因损入劳，乘兹冬令，为制膏方。

上党参 60g	京元参 45g	炒丹参 45g
绿豆衣 45g	潼沙苑 90g	炒枣仁 90g

青龙齿 120g	北秫米 90g	宋半夏 45g
合欢花 45g	柏子仁 90g	蒌麻仁（各）90g
生石决 120g	黑芝麻 90g	生熟地（各）90g
制首乌 45g	山萸肉 45g	白归身 45g
人白芍 45g	桂枝 6g（上两味同炒）	
辰茯神 90g	女贞子 90g	大芡实 90g
菟丝饼 45g	怀牛膝 90g	炒杜仲 90g
海螵蛸 90g	椿根皮炭 45g	核桃肉 120g

制法：上味浓煎两次，滤汁去渣，再入驴皮胶 120g、龟甲胶 120g（上味陈酒烊化）煎熬，再入蜂蜜 180g，白纹冰糖 500g，文火收膏，滴水为度，服法禁忌同前。

五、体虚夹湿，月经后期

溪女士，女，30 岁。

易于伤风，咳嗽咳痰色灰，杂有红点，此肺气之弱也。月事后期，色深夹瘀，左肋隐痛，头晕耳鸣，口干，腰酸带下，此肝肾之虚也。唯脉来细弱，重按带滑，舌苔中后黄腻，则尚有湿热内伏，气机亦失条达，故予涤痰宁络、和荣滋阴，佐以清化宣泄之品，标本兼顾膏方调养。

上党参 90g	北沙参 45g	大麦冬 45g（去心）
绵芪皮 60g	血燕根 90g	甜杏仁 90g
海蛤壳 150g	生苡仁 120g	仙鹤草 60g
炒枯芩 45g	藕节炭 20g	怀山药 90g
冬瓜子 90g	橘叶络（各）45g	炒生地 90g
京元参 45g	炒丹参 45g	白归身 45g
赤白芍（各）45g	怀山药 90g	女贞子 90g

川石斛 90g	生石决 150g	煅磁石 150g
池菊炭 45g	炒杜仲 90g	乌贼骨 90g
炒黄柏 45g	黄郁金 60g	黑芝麻 90g
白果肉 120g	核桃肉 120g	

制作：上味浓煎两次，滤汁去渣，再入驴皮胶 120g（陈酒烊化），再入枇杷叶膏 180g、川贝粉 60g，文火收膏，滴水为度。服法禁忌同前。

六、荣阴内耗，月事愆期

葛女士，女，37 岁。

流注乍愈，气血大亏，头晕耳鸣，心悸，腰疼，梦多，恐惧，郁怒易起，月事愆期，经期量少，皆为荣阴内耗、肝阴不足之证。易于伤风咳嗽多痰，鼻塞流涕黄浊者，则由外卫不固，易召外邪也。脉细滑数，数则为火，滑则为热，细则为虚，所谓阴虚内热之候。治宜滋肾柔肝、育阴和阳，乘兹冬令闭藏，为订膏方调养。

太子参 45g	白归身 45g	大白芍 45g
潼白蒺藜（各）30g	黑料豆 90g	蛤蚧肉 90g
生枣仁 30g	左牡蛎 150g	炒池菊 45g
夏枯草 45g	蔓荆子 30g	苍耳子 30g
竹沥半夏 45g	新会皮 45g	冬桑叶 30g
黑芝麻 90g	生熟地（各）30g	干首乌 90g
女贞子 90g	桑椹肉 90g	炒杜仲 90g
川断肉 90g	大川芎 24g	江枳壳 45g
炒玉竹 45g	云苓神（各）90g	
合欢花 45g	核桃仁 120g	

制法：上味浓煎两次，滤汁去渣，再入驴皮胶 180g（陈酒烊化）煎熬，再加鸡血藤胶 120g 文火收膏，滴水为度，服法禁忌同前。

七、冲任亏损，月经未潮

唐小姐，女，16 岁。

《内经》云"女子二七而天癸至，任脉通，太冲脉盛，月事以时下"，盖谓其发育长成也。今已越二龄，经水未潮，形瘦面白，日晡形寒，头脑觉胀，曾经失血，时有咳呛。先天之虚弱弥甚，上焦之气液亦耗，亟宜益肾调肝。乘兹闭藏之令，为订调养之方。

上党参 120g	西绵芪 120g	北沙参 45g（元米炒）
破麦冬 45g	冬虫草 45g	光杏仁 90g
川百合 45g	炒於术 45g	云茯苓 90g
潼白蒺藜（各）90g	炒池菊 45g	生石决 120g
怀牛膝 60g	仙鹤草 45g	制首乌 45g
炒熟地 90g（砂仁 24g 同拌）		山萸肉 45g
全当归 45g	大白芍 45g	大川芎 24g
鸡血藤 45g	菟丝饼 45g	甘枸杞 60g
熟女贞 90g	炒川断 90g	新会皮 30g
紫石英 90g	大红枣 120g	

制法：上味浓煎两次，滤汁去渣，再入驴皮胶 120g、霞天胶 120g（上味陈酒烊化）煎熬，再入白纹冰糖文火收膏，滴水为度，服法禁忌同前。

八、肺肾阴亏，燥咳闭经

华夫人，女，31岁。

肺病三年，经停半载，潮热虽止，气液不复，津伤则燥，则咳而无痰，火郁则消，消则食而形瘦，面颧部升火，口干少津，月事不潮，则冲任亦亏于内，舌光脉细，则肝肾更枯于下。劳损之症，大忌根本先拨，调理之方，唯有营养重要。乘兹冬令，为制膏方，即候主裁。

人参须 30g（另炖汁，冲入收膏）		北沙参 45g（云米炒）
破麦冬 40g	冬虫草 45g	原金斛 45g
甜杏仁 90g	海蛤壳 150g	金沸草 45g
生薏苡仁 90g	冬瓜子 90g	大芡实 120g
北秫米 90g	橘白络（各）30g	炒杜仲 90g
干地黄 90g	制首乌 45g	山萸肉 45g
白归身 45g	大白芍 45g	潼沙苑 90g
怀牛膝 90g（盐水炒）	炒玉竹 45g	女贞子 90g
甜桑椹 90g	抱茯神 90g	龙眼肉 120g

制法：上味浓煎两次，滤汁去渣，加驴皮胶 120g、鸡血藤胶 120g（上未陈酒烊化）煎熬，再入枇杷叶膏 180g 文火收膏，滴水为度，服法禁忌同前。

九、阴血亏损，月经淋漓

秦女士，女，40岁。

血生于心而藏之于肝，统之于脾，耗神劳力，三阴受损，经事一月再行，先少后多，淋漓难断，腹痛头胀，手足酸痛，天明自汗，势所必然也。损者益之，端宜培养，药以损偏，还赖珍重。

潞党参 120g	清炙芪 120g	炒白术 60g
怀山药 45g	炒熟地 120g	炒当归 45g
焦白芍 45g	潼沙苑 90g	川断肉 120g
抱茯神 90g	炒枣仁 90g	侧柏炭 45g
贯众炭 45g	木耳炭 45g	厚杜仲 90g
煅牡蛎 150g	菟丝饼 45g	川楝子 45g
香附炭 45g	海螵蛸 90g	浮小麦 90g
桑寄生 90g	大红枣 120g	核桃肉 120g

制法：上味浓煎两次，滤汁去渣，加驴皮胶 120g、龟甲胶 120g（上未陈酒烊化）煎熬，再入白纹冰糖 500g 文火收膏，滴水为度，服法禁忌同前。

十、脾阳不足，经行后期

樊小姐，12 月 14 日。

经行后期，量少日促，此冲任内损也；液浊下注，白带甚多，此带脉属脾，冲任隶肝，肝血脾阳两虚，故脉濡细弱，四时清冷。为拟温养之方，以培先后二天；兼驱寒湿之邪，以强生长功能。膏滋代药，即候明正。

上党参 90g	炒熟地 120g	清炙芪 90g
全当归 60g	炒白术 90g	酒炒白芍 45g
怀山药 90g	紫石英 90g	云茯苓 120g
鸡血藤 45g	炒桂枝 120g	紫河车 45g
炒川仲 90g	艾绒炭 45g	炒川断 90g
大川芎 25g	甘枸杞 45g	制香附 45g

菟丝饼 45g	巴戟肉 45g	粉草薢 45g
炒泽泻 90g	大芡实 120g	新会皮 45g
益母草 45g	煅红枣 120g	驴皮胶 120g
龟甲胶 120g	冰糖 60g	

十一、调经（阴为热迫，经水反多）

林右，阴分久亏，木失涵养，肝强木燥，生火生风。

阴血为热所迫，不能固藏，经水反多，甚至一月再至，营血由此更亏。阳气化风上旋为头晕，撼扰神舍为心悸，为火升轰热，诸虚象杂陈。脉形弦细，左部涩弱，且有数意。阴弱阳强，急宜养血益阴，以配合阳气，庶不致因虚致损，固损不复耳。

大生地 150g	西洋参 90g	酸枣仁（炒、研）60g
厚杜仲 90g	茯神 60g	大熟地 90g
奎党参 120g	潼沙苑（盐水炒）90g	樗白皮（炒黑）45g
制首乌 60g	生於术 60g	大天冬 120g
川石斛 120g	生山药 90g	柏子仁（去油）60g
乌贼骨（炙）120g	当归炭 45g	粉丹皮 45g
炒萸肉 30g	大麦冬 60g	旱莲草 60g
池菊花 21g	地骨皮 60g	杭白芍（酒炒）60g
细子芩 45g（汁收入）	防风 21g	香附（蜜水炒）45g
黑豆衣 60g	橘白 21g	女贞子（酒煎）60g
生熟草各 120g		

上药宽水煎三次，去渣再煎极浓，加清阿胶 90g、龟甲胶 90g 熔化冲入收膏，以滴水成珠为度。每晨服一调羹，开水冲服。

带 下 病

一、肝肾虚损，经淋带多

王夫人，女，30岁。

心悸寐艰，指冷腰酸，带下甚多，经行淋沥，脉来细弱，心肝脾肾四脏并虚，冲任督带诸经亦损。损者益之，虚者实之，故进培养之剂，即见轻减，乘兹冬令，为订膏方，认定根本所在，全面调摄，譬如枯木逢春，得和风细雨，自然欣欣向荣。

上党参 120g	清炙芪 120g	蒸於术 45g
怀山药 90g	云茯神 90g	炙远志 60g
熟枣仁 90g	青龙齿 120g	夜交藤 45g
黑料豆 90g	潼白蒺藜（各）90g	煅牡蛎 160g
怀山药 60g	炙黑草 15g	炒熟地 120g
砂仁（拌）24g	山萸肉 45g	白归身 45g
炒白芍 45g	川桂枝 9g	甘枸杞 60g
熟女贞 90g	炒杜仲 90g	炒川断 90g
金毛狗脊 45g	海螵蛸 90g	侧柏炭 45g
樗皮炭 45g	核桃肉 120g	银杏肉（打）120g

制法：上味浓煎两次，滤汁去渣，加入驴皮胶 120g、龟鹿二仙胶 120g（上胶陈酒烊化）煎熬，再入白纹冰糖 500g 文火收膏，滴水为度，服法禁忌同前。

二、阴虚湿重，头眩带淋

徐夫人，女，28 岁。

肝肾之阴并亏，厥阴偏盛，则为头眩目视模糊。脾脏之湿热互重，带脉之约束不固，则为腰酸白带淋沥。况本属内热之体，今冬气候过温，舌苔光剥如钱，大便数日始解，为拟滋荣养液培其本、清气潜阳平其标，庶乎荣养能周，脏气自固，乱攘能正，空窍自清，膏以代煎。

上党参 90g	北沙参 90g	京元参 60g
炒冬术 60g	怀山药 90g	生熟地（各）90g
白归身 45g	生白芍 45g	潼沙苑 90g
炒池菊 45g	金石斛 90g	煅石决 120g
冬青子 90g	炒丹参 45g	炒杜仲 90g
川断肉 90g	桑寄生 90g	怀牛膝 90g
柏子仁 90g	川黄柏 45g（盐水炒）	海螵蛸 90g
白蔻仁 90g	甜杏仁（去皮尖）90g	嫩钩藤 90g
瓜蒌仁（打）120g	核桃肉 120g	

制法：上味浓煎两次，滤汁去渣，再入驴皮胶 120g、鳖甲胶 120g（二味陈酒烊化）煎熬，再入白纹冰糖 180g、蜂蜜 120g 文火收膏，滴水为度，服法禁忌同前。

三、阴血内亏，头眩带下

叶夫人，女，40 岁。

肝肾并亏之体，更兼产后真元未复，头眩腰酸带下，小腹隐痛，脉象濡细。肾为真阴所寄，肝为荣血所藏，阴虚则作强失职，血亏则滋养不周，乘兹冬令宜填下元，为制膏方。

上党参 90g	清炙芪 90g	野於术 45g
怀山药 60g	云苓神（各）90g	炒枣仁 90g
潼沙苑 60g	黑料豆 90g	炒池菊 45g
左牡蛎 120g	白蒺藜 90g	川楝子 45g
橘络叶（各）45g	炒熟地 90g	山萸肉 45g
白归身 60g	大白芍 45g	甘枸杞 60g
冬青子 90g	炒杜仲 90g	川断肉 90g
怀牛膝（盐水炒）90g	乌贼骨 90g	金樱子 45g
菟丝饼 45g	大芡实 90g	龙眼肉 120g
核桃肉 120g		

制法：上味浓煎两次，滤汁去渣，加入驴皮胶 120g（陈酒烊化）煎熬，再入桑椹子膏 210g 文火收膏，滴水为度，服法禁忌同前。

四、肾虚脾湿，腰痛带下

夏夫人，女，45岁。

腰痛带下，不耐烦劳，有似肾虚真阴不足，而实与带脉有关也。带脉环绕季肋隶属于脾，中气先弱失其提挈，湿浊因而下注，故兼见小溲窘迫，舌苔中后白腻，即仿肾着汤及补中益气汤意，健脾建中化湿束带。乘兹冬令，为制膏方，仍候明正。

上党参 90g	清炙芪 90g	野於术 45g
怀山药 90g	清炙草 15g	云茯苓 90g
海螵蛸 90g	大芡实 90g	焦苡仁 90g
桑寄生 90g	丝瓜络 45g	新会皮 45g
川断肉 90g	炒熟地 90g（砂仁 24g 同拌）	

山萸肉 45g	白归身 45g	炒白芍 45g
巴戟天 45g	炒杜仲 90g	甘枸杞 60g
女贞子 90g	金毛狗脊（炙）90g	煅牡蛎 150g
绿萼梅 24g	核桃肉 120g	白果肉（打）120g

制法：上味浓煎两次，滤汁去渣，再入驴皮胶 120g、龟甲胶 120g 煎熬，再入金樱子膏 80g 煎熬，滴水为度，服法禁忌同前。

五、脾虚带下

案1　叶夫人，12 月 3 日。

肝气郁结则失疏泄之用，胃气壅滞则乏利降之能。冲任隶属于先天，故为经行腹痛；带脉维系于中焦，故为带下腰痛。清阳不展，浊阴上潜，故头疼、脘痞、胸闷、呼吸不畅等症时时发也。仿名家香岩老人调泄厥阴阳证之旨，为拟和肝平胃之方。膏以代药，方候明正。

吉林参须 30g	炒熟地 90g	炒当归 60g
潼白蒺藜（各）90g	炒白芍 45g	小制香附 45g
鸡血藤 45g	炒白术 60g	大川芎 25g
云茯苓 90g	炒续断 90g	广郁金 45g
延胡索 45g	橘叶络（各）30g	川楝子 45g
香橼皮 45g	煅石决 120g	海螵蛸 90g
炒池菊 45g	麸炒枳壳 45g	绿豆衣 45g
砂、蔻衣（各）25g	紫石英 90g	焦楂炭 90g
台乌药 45g	沉香曲 90g	驴皮胶 120g
冰糖 60g		

案2　庄夫人，12月28日。

本有胃病，多食作痛，少纳不饥，更兼血虚，头晕耳鸣，心悸难寐，又加脾肾两弱，腰酸白带，烦劳肢肿，再见时邪新邪，咳嗽痰多，形寒神怯。症情复杂，痊治困难，矧染嗜好，脉形细小，唯有扶元以助脏真之气，和胃以壮后天之本。注意远此火者，合用奇之偶之。膏滋代药，方候明正。

吉林参须30g	炒熟地90g	制首乌45g	潼白蒺藜（各）90g
天生术45g	白归身45g	杭白芍45g（玫瑰花20g同炒）	
水炙远志45g	炒枣仁90g	炙鸡金45g（砂仁25g拌）	
青龙齿120g	真川贝60g	橘叶皮（各）45g	
炒瓦楞120g	仙半夏45g	炙乳没（各）10g	
广郁金45g	云茯苓120g	炒川仲90g	炙款冬45g
海螵蛸90g	驴皮胶120g	枇杷叶膏120g	冰糖25g

六、白带（肝肾空乏，脾湿带下）

孙右，久带不止。液耗阳升，头旋眩晕；肝肾空乏，足膝作酸。带脉者，如带之围绕，为一身之约束，带脉有损，则脾胃之湿由此渗溢，脂液由此俱耗。宜补益中气。

炙绵芪90g	炙熟地150g	菟丝子（盐炒）90g
补骨脂（盐水炒）60g	西党参120g	茯神60g
煅牡蛎120g	野於术（炒）60g	厚杜仲90g
制首乌120g	潼沙苑（盐水炒）90g	穞豆衣90g
炒山药60g	白归身（酒炒）60g	酒炒杭白芍60g
金毛狗脊（去毛，切）120g		炒杞子90g
法半夏60g	炒川断肉90g	土炒新会皮30g
炒菊花45g		

共煎浓汁，熔入真阿胶 90g 收膏。

产 后 病

一、产后体虚，胃痛嗳噎

周奶奶，女，36 岁。

去岁产后，平补气血，束带和络，颇觉妥善。今值乳子期内，月事已潮，带下痊愈。唯胃气宿疾时发，发则中脘痞满，嗳噎频作。脉象细弦，舌苔花剥，肝肾之阴未充，脾胃之气内结，再拟益气坚阴、建中和胃。药求适口，味取甘芳，别成机杼。

别直参 30g（另炖汁，冲入收膏）		清炙芪 90g
炒熟地 120g	白归身 60g	炒白术 90g
制首乌 45g	甘枸杞 45g	女贞子 90g
白蒺藜 90g	橘叶白（各）45g	炒白芍 45g
炒川仲 90g	云茯苓 60g	
炒枳壳 45g（竹茹 45g 同炒）		白蔻仁（打）24g
香橼皮 45g	龙眼肉 180g	核桃肉 180g

制作：制膏时，加驴皮胶 120g、白纹冰糖 60g。

二、荣阴耗损，产后经淋

陈奶奶，女，28 岁。

产后恶露淋漓四月方断，迄今九月，经血再行，肝肾之亏、荣阴之耗可以知矣。《内经》云"阴者藏精气而起亟"，脏真既乏，则头晕且酸，腰酸心惕，便难，带下诸症纷呈也。正在乳子期中，急宜滋阴养营、柔肝益肾，乘兹冬令，为制膏方。

上党参 90g	西绵芪 90g	白归身 45g
大白芍 45g	蒸於术 45g	怀山药 60g
肥玉竹 60g	黑料豆 90g	玳瑁片 45g
生石决 120g	炒池菊 45g	云苓神（各）90g
浮小麦 90g	黑芝麻 90g	生熟地（各）90g
制首乌 45g	潼白蒺藜（各）90g	甘枸杞 60g
冬青子 90g	炒杜仲 90g	川断肉 90g
甜桑椹 90g	菟丝饼 45g	金毛狗脊（炙）45g
怀牛膝 90g	大芡实 90g	大红枣 120g
龙眼肉 90g	核桃肉 120g	

制法：上味浓煎两次，滤汁去渣，再入驴皮胶 250g（陈酒烊化），再入白纹冰糖文火收膏，以滴水为度，服法禁忌同前。

三、营血亏损，产后头晕

裴右，产育频多，营血亏损，木失涵养，阳气升浮。

夏月阳气泄越之时，往往头胀、眩晕、胸闷。若系痧胀，无动辄即发之理。其所以屡发者，亦由阳气之逆上也。兹又当产后，营气更亏，少阳之木火勃升，胸闷、头晕、汗出、手足烙热；咽痛音暗，盖少阴之脉、少阳之脉皆循喉也。育阴以涵阳气，是一定不易之道。但泄少阳、清气热之药，不能合入膏方，另以煎药参吸为宜。

大生地 120g	西洋参 90g	大天冬 60g

金石斛 90g　　　　远志肉 21g　　　　山萸肉 45g

酸枣仁（炒研）60g　生、熟草各 15g　　女贞子（酒蒸）90g

大熟地 120g　　　　黑豆衣 90g　　　　肥玉竹 90g

制首乌 150g　　　　大麦冬 60g　　　　甘杞子 90g

石决明（打）240g　白归身（酒炒）60g　潼沙苑（盐水炒）90g

奎党参 120g　　　　制香附（打）90g　　生山药 90g

生牡蛎 240g　　　　茯神 90g　　　　　杭白芍（酒炒）60g

新会皮 45g

上药如法共煎浓去渣，用清阿胶 90g、龟甲胶 60g 熔化冲入收膏，或加白冰糖 90g 亦可。每晨服一羹，开水冲服。

求　嗣

魏右，经事无故而不受孕，平日间亦无他恙，唯时为昏晕，或四肢烙热而酸楚，少腹时满，脉大有力。盖气郁则生热，热从内吸，则子宫枯燥，不能摄精；热盛则生风，风阳鼓旋，则眩晕。脉络不和，养血益阴固属要图，而泄热调气尤为急务。非大剂补益，便为良法也。

大熟地（砂仁炙）150g　黑元参 90g　　　　大连翘 90g

白蒺藜（炒，去刺）90g　大生地（姜汁炙）150g

稆豆衣 90g　　　　黑山栀 90g　　　　四制香附（研）120g

大麦冬 75g　　　　制首乌（切）150g　晚蚕沙（包煎）90g

全当归 75g　　　　制洋参 90g　　　　奎党参 120g

炒杞子 90g　　　　粉丹皮 60g　　　　淡天冬 60g

滁菊花 60g　　　　干荷边 60g　　　　缩砂仁 30g（另煎，冲）

杭白芍 45g　　　　　　半夏曲（盐水炒）75g　松萝茶 60g
桑寄生 90g

　　上药共煎浓汁，用清阿胶 90g、龟甲胶 60g、白冰糖 90g 熔化冲入收膏，以滴水成珠为度。每晨服一调羹，开水冲服。

附 录

膏、胶的功用与制法

秦老在膏方的医案中，先后用过驴皮胶、龟甲胶、别甲胶、霞天胶、鹿角胶、线鱼胶、龟鹿二仙胶、虎骨胶 8 种胶，并且收膏时还根据病症的需要，加入过枇杷叶膏、桑椹膏、金樱子膏、鸡血藤膏。收膏添加剂有冰糖、蜂蜜、饴糖等。现将膏、胶的功用与制法简介如下。

一、膏

1. 枇杷叶膏

气味苦平，有清肺和胃而降气的作用，气下则火降痰滑，专治热咳、呕逆、口渴等症，有止咳润肺功能。

制法：鲜枇杷叶（不拘多少）浓煎去渣，加冰糖收膏。

2. 桑椹子膏

其味甘酸，其色赤黑，入肝肾而滋养阴血，润五脏利关节，安魂魄，定神志，聪耳明目，生津止渴，利水消肿，解酒乌发，是补药中的良品。

制法：用新鲜的桑椹子（不拘多少）打取汁熬膏，加蜂蜜炼稠。

3. 金樱子膏

气味酸涩，补肾益肝，固精涩肠，专治滑精泄痢、便数等症，熬膏后，可化涩为甘，有补益作用。

制法：金樱子煎熬加饴糖，蜂蜜收膏。

4. 鸡血藤膏

同上。

二、胶

1. 阿胶（驴皮胶）

阿胶性味甘平，有滋补作用，能止血，止痛安胎，还有清肺养肝、滋肾补阴之功，可治虚痨、咳嗽吐脓吐血、血淋、血痔、肠风下血、腰腿痛、骨痛、女人经血不调、胎动，是妇科常用良药、血液病之主药。

2. 龟甲胶

李时珍说："龟为灵物，而多寿。头常藏向腹，能通任脉，其性至阴，能补心、资智、益肾滋阴，治阴血不足、劳热骨蒸、腰脚酸痛、久嗽、崩漏五痔。此胶为大补阴血之特效药。朱丹溪最喜此药。

3. 鳖甲胶

鳖甲胶补肝阴而清肝热，能治痨瘦骨蒸、往来寒热、腰痛胁坚、血瘕痔核、产难、肠痛疮肿，能治一切肝阴不足不能安眠或虚烦等症，但外感性的恶寒发热者忌用。

4. 霞天胶

此胶能安中益气、养胃健脾、除消渴、止吐涎，可补腰膝、化积聚、润泽枯槁、补土养荣。

制法：夏天三伏中，用肥嫩黄牛肉切作小片，去筋膜，入砂锅中煮烂取汁去渣，文火再熬成膏。

5. 鹿角胶

鹿的一身都有益于人体，而鹿角于茸为最好，可以通肾脉、补命门，能补精益肾、养血壮阳，治一切虚劳损伤。制胶功同前，更为平稳易于吸收。

6. 龟鹿二仙胶

前人说："天下最灵多寿而得仙者十信龟与鹿耳。"龟属阴，其首常藏向腹，通任脉，故补心、补肾、补血，皆以养阴也。鹿属阳，其鼻常向尾，通督脉，故能补命火、补精、补气，以养阳也。龟鹿乃双补气血之妙品，是培养阴阳之上药。凡诸虚百损悉治也，服之可延年益寿。

7. 虎骨胶

此胶能追风健骨、定痛辟邪，治风痹拘挛疼痛。惊悸癫痫是治风痛的要药。制胶后则有补益气血、壮健筋骨的作用。

8. 鱼鳔胶

李时珍说："鱼鳔胶，气味甘咸平无毒，烧存性治妇女难产及产后抽风、破伤风，又止血散瘀血消肿毒"，现代研究本品尚有止血补血作用。